人体使用手册

随身查

常学辉 编著

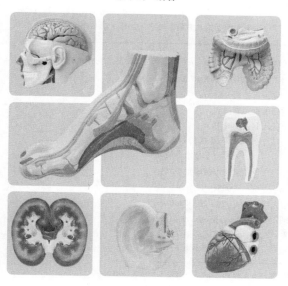

天津出版传媒集团

天津科学技术出版社

图书在版编目（CIP）数据

人体使用手册随身查 / 常学辉编著 . —天津：天津科学技术出版社 , 2014.12（2024.4 重印）

ISBN 978-7-5308-9423-1

Ⅰ . ①人… Ⅱ . ①常… Ⅲ . ①保健 – 基本知识

Ⅳ . ① R161

中国版本图书馆 CIP 数据核字（2015）第 004017 号

人体使用手册随身查

RENTI SHIYONG SHOUCE SUISHENCHA

策划编辑：杨 譞

责任编辑：孟祥刚

责任印制：刘 彤

出　　版：天津出版传媒集团
　　　　　天津科学技术出版社

地　　址：天津市西康路 35 号

邮　　编：300051

电　　话：（022）23332490

网　　址：www.tjkjcbs.com.cn

发　　行：新华书店经销

印　　刷：鑫海达（天津）印务有限公司

开本 880×1230 　1/64 　印张 5 　字数 160 000

2024 年 4 月第 1 版第 2 次印刷

定价：58.00 元

身体是生命的载体，从出生前到生命的终结，我们一直在不断地使用身体，用它汲取营养、学习考试、工作挣钱、生儿育女、享受生活，就连睡觉时，身体也在一刻不停地为我们工作。身体对每个人来说都意义重大，我们必须要对它有足够的了解，正确地使用它，才能够健康长寿，享受幸福生活。

身体使用不当，会埋下很多健康隐患，带来很多健康问题。现实生活中，很多人由于对自己的身体不够了解，缺乏科学的生活知识和健康理念，往往会对身体进行一些不合理的使用：该睡觉时却熬夜，喝酒过量超出了肝脏的负担，身体需要经常锻炼却喜爱久坐，这些做法不但会使身体的各项功能无法充分发挥作用，还会致使身体长期处于亚健康状态，免疫力降低，最终导致便秘、高血压、糖尿病、颈椎病等各种慢性疾病的产生，严重影响生活质量和生命状态。可以说，健康问题的产生大多是我们用错了身体的缘故。

只要学会正确使用自己的身体，每个人都可以控制自己的健康，长命百岁不用愁。那么怎样才是正确地使用人体呢？怎样才能保持身体健康呢？

首先要了解人体。了解人体各大系统和器官的结构、功能，才能满足人体所需，为其提供源源不断的营养和能量，保障它们正常发挥作用。尤其是能够充分利用自身的防御体系、免疫机制和修复能力抵御疾病的侵袭，获得健康，而不是依靠并非万能的现代医学。

其次要认识疾病。疾病在发展初期总会在身体上出现这样那样的异常状况，这是人体反馈和免疫机制在发挥作用，用以引起我们的警觉。例如，手上出现红线，可能是高血压、心脏病的早期表现；眼睛出现虹视可能是白内障、青光眼的征兆；耳鸣可能预示着中耳炎……读懂疾病发出的讯号，我们就能够及时采取措施加以控制，大病化小，小病化无。

身体需要的，不是灵丹妙药，而是正确使用人体的健康观念。正确的观念，比昂贵的药物和危险的手术更能帮助我们预防和消除疾病。全书共分两章：第一章全面介绍了 64 个人体器官的结构、健康讯号分析、常见健康问题及保健和护理方法；第二章详解近 200 种身心疾病的成因、症状、防治措施，以及急救、护理和用药常识，帮助读者解读身体求救信号，早预防、早发现、早治疗、早康复，免受病痛折磨，是一部男女老少必备、必读的人体使用手册。

CONCENTS 目录

第一章 认识人体的基本构造

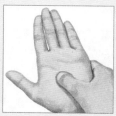

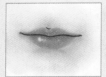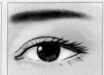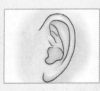

第二章　防治常见疾病

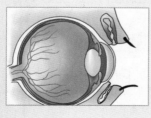
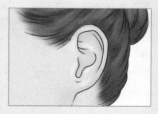

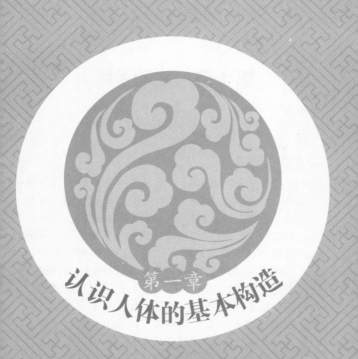

第一章

认识人体的基本构造

第1节 运动系统

》骨

一 骨的构造

骨是骨骼的组成单位。全身共有 206 块骨，每块骨都是一个器官。活体的骨不断进行新陈代谢。骨是由骨质、骨膜、骨髓和神经、血管等构成的。

（1）骨质。骨质包括骨松质和骨密质两种。蜂窝状的骨松质位于骨的两端，致密坚硬的骨密质集中于骨干，它们都能起支持和保护作用。骨的中央是骨髓腔，这种中空的管状结构既轻便又坚固，适应其运动功能。骨的物理性质主要表现在硬度和弹性两个方面，因为骨是由脆硬的无机物和柔韧的有机物组成的。成年人的骨含有机物约 1/3，无机物约 2/3。

（2）骨膜。骨膜由纤维结缔组织构成，就像透明的塑料薄膜一样，覆盖着除关节面以外的所有骨的表面。骨膜中有一些细胞能分化为成骨细胞和破骨细胞，这两种细胞分别具有产生新骨和破坏骨质的功能，所以骨膜在骨的生长及损伤后修复等过程中有重要作用。

（3）骨髓。骨髓是位于骨髓腔内的液状物质，有红骨髓、黄骨髓之分。红骨髓是制造血细胞，含有大量的红细胞。黄骨髓则含大量脂肪组织，没有造血功能，但在某些特殊情况下，如严重贫血时，黄骨髓能转化为红骨髓。

此外，骨中尚有血管、淋巴管及神经分布。动脉血管输送营养物质给骨，静脉血管则带走代谢产物。神经多分布在骨膜，所以骨膜对张力或撕扯的刺激非常敏感。

二 健康讯号分析

• 疼痛

关节、肌肉、韧带、肌腱等以疼痛为主要表现的疾病，无论其发病原因是什么，均属风湿性疾病。发病原因或诱因包括潮湿、寒冷等环境因素，也可能是感染、免疫功能紊乱、内分泌失调、代谢异常、家族遗传以及退行性病变等。

• 急性背痛

若椎骨发生骨质疏松症，很容易引起引致急性背痛，并由此导致背部弯曲及

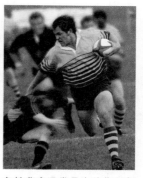

急性背痛通常是由外伤引起的，多在运动时发生，但有时也会由一些普通的运动如转身或抬举导致。

身高缩短。另外，骨质疏松症还易导致手腕、大腿等部位骨折。

三 常见健康问题

● 骨质增生

骨质增生通常又叫"骨刺"，是骨质增生的一种表现，它形状像刺，多发于颈椎、腰椎、髋、膝、踝、跟骨部位，上肢多见于肘关节、指间关节。骨刺一般无症状，无须治疗，可一旦出现症状，就转化到了病理状态，严重时可致畸或致瘫。

【防治】

◎适当进行体育锻炼，但要避免长期剧烈的运动，因为长期剧烈的运动可使骨骼及周围软组织受力不均，负荷过重，从而导致骨质增生。而适当的体育锻炼是预防骨质增生的上佳方法。适当的运动，特别是关节的必要运动，可增加关节腔内的压力，有利于关节液间软骨的渗透，减轻关节软骨的退行性改变，从而减轻或预防骨质增生。

◎对于一般的骨质增生，在症状出现时，应多休息，减少患肢关节活动，药物内服或外敷，按摩理疗。

● 骨折

骨折，指骨头或骨头的结构完全或部分断裂。多见于儿童及老年人，中青年也时有发生。常为一个部位骨折，少数为多发性骨折。骨折发生后，局部可出现肿胀、瘀血、变形和功能障碍。触摸局部可感觉骨头变形，压痛明显，有异常活动及骨摩擦音。

【防治】

◎部分患者是可以避免骨折发生的，这需要每个人在日常生活及工作中时刻注意。

◎治疗骨折首先要注意饮食。初期，饮食以清淡为主；中期，转为适当补充高营养，如骨头汤之类，以补给更多的维生素

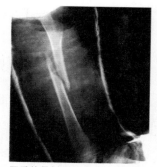

严重的骨折必须进行外科手术，以尽可能地使其复位和固定，这样才能正确愈合。

A、维生素 D、钙及蛋白质；后期，饮食宜补，可解除禁忌。

四 保健和护理

●合理饮食保养骨骼

任何年纪都应保持骨骼健康。保养开始得越早，患上骨质疏松症的概率就越低。在饮食上要注意以下几点：

◎吃富含钙和维生素 D 的食物。比较好的营养来源包括绿叶蔬菜、沙丁鱼、海藻、牡蛎和奶制品等。

◎尽量不要同时吃全谷物和富含钙的食物，否则影响钙的正常吸收，但可以补充一些硅元素，它可以帮助身体吸收钙质。

◎尽量多吃一些含硫较多的食物，其中比较好的是大蒜和洋葱等。

◎避免摄取含磷酸盐的食物，比如软饮料等，含磷的东西会促使机体排出钙质。

● 日常骨骼保养原则

◎勤于运动。运动有助于增加或维持骨量并降低跌倒风险。

◎预防跌倒。因为骨折大多数起因于跌倒，所以预防跌倒也有保护骨骼的功能，特别是对 60 岁以上的人。

◎骨密度检查。如果在 50 岁以后骨折，需要做骨密度检查。即使是由于意外而导致骨折，这也有可能是骨骼脆弱的征兆，仍值得做骨密度检查。

◎戒烟和限酒。抽烟和过度饮酒都会降低骨密度并增加骨折风险。

» 关 节

一 关节的结构

骨与骨之间的连接称为关节，能活动的叫"活动关节"，不能活动的叫"不动关节"。

关节由关节囊、关节面和关节腔构成。关节面是由关节头和关节窝组成的，关节面上有一层关节软骨在运动中起缓冲作用。关节囊是附着在关节面周围及其附近骨面上的结缔组织囊，分内外两层，外层坚韧起保护作用，内层薄而柔软，分泌滑液，减少摩擦。关节腔是关节围成的密闭空腔，含少量滑液，可以减少关节运动时的摩擦。此外，在关节周围还有韧带和肌腱牵扯着，以保持关节的稳定。

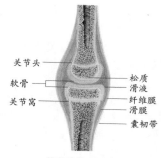

关节头
软骨
关节窝

松质
滑液
纤维膜
滑膜
囊韧带

关节结构示意图

二 健康讯号分析

●剧痛

突然产生的剧痛可能是由关节脱臼引起的。关节脱臼最易发生在肩部。施救人可以用脚撑在伤者腋下，拖动脱臼的臂部，使之复位。

●肿胀

表现为指掌关节、腕关节肿胀、疼痛，如果同时可伴有全身不适、乏力、低热、食欲缺乏、体重下降等症状，极可能是类风湿性关节炎。

三 常见健康问题

●骨关节炎

骨关节炎的发生是由于关节的软骨退化改变，关节软骨发黄、变得粗糙，随后出现裂隙、软化、变薄，严重时会大面积剥落，失去对关节的保护作用。同时，产生骨刺、关节畸形等骨关节炎的症状。

【防治】

◎应尽量减少关节的负重和大幅度活动,如爬山、爬楼梯等,以延缓病变的进程。

◎发作期应遵医嘱服用消炎镇痛药,尽量饭后服用;关节局部可采用湿热敷。

◎注意天气变化,避免潮湿受冷。

◎服用维生素 A、维生素 C、维生素 E 及维生素 D 等对骨关节炎也有一定的预防作用。

● 风湿性关节炎

风湿性关节炎是风湿热的主要表现之一。受累关节以大关节为主,膝和踝关节最为常见,其次为肩、肘和腕。风湿性关节炎的发作主要受气候的影响,尤其是免疫力低下的人更容易引发风湿性关节炎。

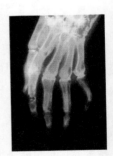

风湿性关节炎是一种感染性的疾病,能导致关节畸形,最常见的影响部位是手、脚和膝盖。

【防治】

◎注意保暖和防寒防潮。

◎适当锻炼以增强免疫力。

◎预防扁桃体炎和上呼吸道感染。

◎居住的房屋应通风、向阳,不要在水泥地板及风口处睡卧。

◎宜进食高蛋白、高热量、易消化的食物。注意饮食不可偏嗜，要有节。

四 保健和护理

◎增强营养。每天食物的选择宜丰富，特别要吃富含蛋白质的食物，如鸡蛋、瘦肉、大豆制品，还要多吃富含维生素 C 的蔬菜水果，以便抑制炎症因子渗出。风湿发作，关节红肿热痛时，要忌吃辛热燥火的姜、葱、羊肉、狗肉之类。

◎谨慎锻炼。锻炼方法不对，对关节会造成一定的损害，例如加速太快会加重关节的负担。可每周安排几次长距离的步行，或者其他对关节震动少的运动。

◎注意天气变化。寒冷潮湿的气候和环境，冷水的不断刺激，都可诱发风湿性关节炎，或使病情加重，所以应尽量避免。要随时留意天气预报，在寒潮来袭和天气变化时，注意防寒保暖，并尽量不接触冷水。

» 肌肉

一 肌肉的构造

全身的肌肉分为骨骼肌、心肌、平滑肌 3 大类型，共有 600 多块。肌肉由肌纤维组成，肌纤维又由许多小纤维组成。人体肌肉中包含着 3 亿多根肌纤维，它们的收缩力相当惊人，人的力量就来源于肌肉收缩。经常接受锻炼，肌肉的能量物质的贮备增加，使肌肉收缩时变得更灵活、更快速、更有力、更耐久。

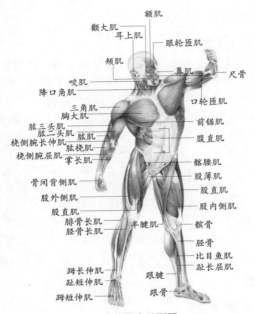

额肌
颞大肌
耳上肌
颊肌
咬肌
降口角肌
三角肌
胸大肌
肱三头肌
肱二头肌
桡侧腕长伸肌
肱肌
桡侧腕屈肌
掌长肌
骨间背侧肌
股外侧肌
股直肌
腓骨长肌
胫骨长肌
拇长伸肌
趾短伸肌
拇短伸肌
眼轮匝肌
鼻肌
尺骨
口轮匝肌
前锯肌
腹直肌
髂腰肌
股薄肌
股直肌
股内侧肌
髌骨
胫骨
比目鱼肌
趾长屈肌
跟腱
跟骨
半腱肌

人体肌肉正面图

二 健康讯号分析

● 痉挛

痉挛是一种剧烈、疼痛的肌肉收缩，一般发生突然，但是持续的时间不长，只有几分钟。肌肉疼痛、触摸发硬而紧张，在波及的部位，肉眼可见到肌肉块或肌肉变形。常见发生痉挛的肌肉是腓肠肌。

三 常见健康问题

● 肌肉拉伤

肌肉拉伤是体育运动中最常见的一种肌肉损伤。肌肉拉伤后，拉伤部位剧痛，用手可摸到肌肉紧张形成的条索状硬块，触痛明显，局部肿胀或皮下出血，活动明显受到限制。

【防治】

◎ 如果运动中身体某部位感到某种异常的疼痛，应彻底放松和休息。

◎ 将受伤部位轻轻转动，随便做一些轻柔动作以确定哪些肌肉、肌腱、韧带疼痛或受了伤，这样就能知道治疗动作应该集中在何处。必须很仔细地确定受伤的部位，寻找一

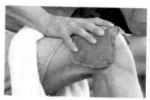

小块肌肉和关节损伤首先可用冰或冷敷法来减轻肿胀。然后休息并在 24 小时后热敷能改善血液循环，加速愈合。避免在受伤后的一段时间内进行体能活动。

种能很轻柔地活动受伤部位的康复训练动作，用这种动作促进血液循环，以补充新鲜养料，清除废弃物质。

◎ 慢慢伸展伤处，一遇到有轻微抵触处即停止，然后试着放松损伤部位。

◎ 轻轻地按摩能直接增进血液流量。

● 肌肉酸痛

平时较少参加运动的人，若初次参加体育锻炼的

时间过长，往往会出现局部的肌肉酸痛。原来，肌肉活动时需要大量的氧气和热能。热能的来源大部分来自肌肉中肌糖原的分解。这种分解，一方面产生热能供应肌肉运动之用，另一方面产生大量的乳酸。如果没有充分的氧气供应，乳酸就会在肌肉中堆积起来，并刺激肌肉中的化学感受器，从而使人感到肌肉酸痛，甚至会引起局部肿胀。

【防治】

◎肌肉酸痛是正常的生理现象，是对运动不适应的反应。锻炼者只要继续坚持锻炼，过几天症状就会消失。如果痛得厉害，可用毛巾局部热敷或洗个热水澡，也可用手按摩痛处，或擦些舒筋活络的药酒或松节油等。

◎为了避免肌肉酸痛，初次参加锻炼时要控制运动量，运动量要由小到大。每次运动都要做好准备活动和整理活动。

四 保健和护理

◎缺少肌肉的危害。这会导致男性基础代谢率降低,外在表现是"发福"，也会导致男性心血管疾病高发，导致力量下降，甚至连上下台阶都感到吃力，这是许多中年男性感到腰酸背痛的主要原因。

◎自测肌肉衰退。用仰卧起坐和俯卧撑的方法大体了解一下自己的肌肉状况。热身 3 ~ 5 分钟后，如果两者都可以每次连续完成 20 ~ 30 次，则说明肌肉状况合格。

◎合理锻炼。为了增强全身肌肉力量，有时间的中年人还应针对腿部、背部及双臂的肌肉进行一些低强度有氧运动，如游泳、跑步、登山等。如果再辅以力量器械训练，则效果更显著。

» 颅 骨

一 颅骨的构造

颅骨又称头骨，是人和脊椎动物头部的骨架。人的颅骨由 23 块骨组成（不包括 3 对听小骨），能支持和保护脑等重要器官。颅骨可分为脑颅骨和面颅骨，前者围成颅腔，后者构成眼眶、鼻腔和口腔的骨性支架。

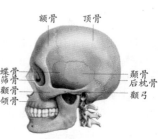

头颅骨侧面观
头颅骨由 29 块骨头构成。

脑颅骨共有 8 块，它们不能移动，构成一个整体，保护着大脑、眼睛、耳朵。面颅骨由 15 块骨组成，包括可活动的舌骨。

二 健康讯号分析

● 头痛

头痛可由多种原因引起，如颅内外致痛组织受到

13

炎症、损伤或肿物的压迫、牵引、伸展、移位等因素会导致头痛；神经衰弱、癔症或抑郁症等也会导致头痛。如果头痛持续时间较长需要及时就医。

● 头胀

自觉头部胀重不适。外感内伤均可引起头胀。外感多因湿热郁蒸所致，内伤多因肝火上逆所致。日常生活中合理膳食、适量运动、戒烟限酒可有效预防头胀。

● 头晕

头晕是一种常见的脑部功能性障碍，也是临床常见的症状之一。有头昏、头胀、头重脚轻、脑内摇晃、眼花等感觉。头晕可由多种原因引起，最常见于发热性疾病、高血压病、脑动脉硬化、颅脑外伤综合征、神经症等。此外，还见于贫血、心律失常、心力衰竭、低血压、药物中毒、尿毒症、哮喘等。

三 常见健康问题

● 颅内肿瘤

颅内肿瘤即各种脑肿瘤，是神经系统中常见的疾病之一，对人类神经系统的功能有很大的危害。一般分为原发和继发两大类。原发性颅内肿瘤可发生于脑组织、脑膜、颅神经、垂体、血管残余胚胎组织等。继发性肿瘤指身体其他部位的恶性肿瘤转移或侵入颅内形成的转移瘤。

颅内肿瘤可发生于任何年龄，以 20 ~ 50 岁最为多见。

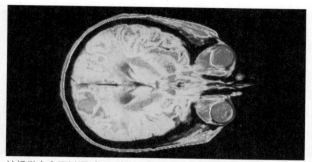

神经学专家可以通过 CT 或 MRI 扫描对脑肿瘤进行诊断。MRI 图像显示，亮蓝色的脑肿瘤区域，颅内肿瘤已经转移到大脑后部枕叶（图像左侧）

由于肿瘤膨胀的浸润性生长，在颅内一旦占据一定空间时，不论其性质是良性还是恶性，都势必使颅内压升高，压迫脑组织，导致中枢神经损害，危及患者生命。

【防治】

◎颅内肿瘤治疗愈早，效果愈好。治疗方法包括手术治疗、放射治疗、化学治疗、激素治疗、中药治疗和免疫治疗等。

●头部外伤

头部外伤是生活中很常见的外伤之一，由于头皮血管丰富，往往小伤也出血较多，且由于头发遮盖，不容易发现出血点，因此自我止血较为困难。有时头部受伤之后会出现昏迷症状，所以对于头部受伤切不可大意。常见的头部外伤有 3 种情况：头皮擦伤、裂伤和包块。

【防治】

头部外伤患者经医生检查和治疗后若无大碍即可出院，但在回家休养期间，请注意下列事项。

◎如果觉得头晕及想睡，而且想睡的情形愈来愈明显，或是眩晕得厉害，都必须立即回到医院就医。

◎若尚有感到恶心，甚至呕吐的症状时，切勿进食。如果症状改善后想要进食，请先由开水等流质食物开始，再循序渐进。如果持续恶心、呕吐，请立即回医院就医。

◎头痛时，除了医生开出的药物外，请不要服用其他药品，特别是头痛、麻醉、镇静类的药物，不可以喝含有酒精成分的饮料。如果头痛未逐渐地改善，甚至加剧，请立即回医院就医。

◎患者应将头部垫高，安静地休息，不宜读书及看电视。

◎定期回医院脑神经外科门诊检查。

●脑震荡和颅骨骨折

尽管颅骨是很坚固的，但头颅也还是会因撞击而引发脑震荡和颅骨骨折。

脑震荡最常见的起因是跌倒，你可能在跌倒后的几分钟内失去知觉。依据严重程度的不同，可能会有恶心、头晕、头痛、耳鸣甚至失去方向感的症状，有时症状可以持续 24 个小时。脑震荡也可能伴有内出血，外表看似完好，头颅可能已经受到了严重的创伤。

【防治】

◎进行运动或重体力劳动时，要谨慎，避免对头部的重力撞击。

◎如果发现患者意识障碍、头痛加重、呕吐等颅内压增高症状，可疑为迟发性颅内血肿，应及时做 CT 复查，明确诊断，及时治疗。

四 保健和护理

颅骨像头盔一样包裹着人的大脑，起着保护作用。一旦颅骨受伤，则会引起大脑内部组织的损伤。在日常生活中，我们有时会因为不小心被外力冲撞而导致头部受到伤害，造成脑震荡及颅骨骨折等。据资料显示，头部受伤主要发生在交通事故、斗殴、剧烈运动中。

◎运动前做好准备。有专家认为，男性比女性更容易得脑震荡，这其中一个原因是男性的体重更大，摔在地上受到的冲击力自然更大。另外更重要的是因为男性更喜欢参加剧烈的运动，如滑冰、踢足球、骑车，这使得颅骨受伤的概率增大。因此，男性应该在参加剧烈运动前要充分做好防止受伤的准备，以及采取相关的保护措施。

◎针对因交通事故引起的头部受伤，很好的预防措施便是限制车速，开车谨慎，系好安全带。如果是在工地上工作，更要加强安全意识，戴好头盔，以防突如其来的事故发生。

» 颈

一 颈的构造

颈部是一个圆柱体，上承头部，下连胸肩，上界是下颌缘和枕骨粗隆，下界是锁骨和第七颈椎棘突。

颈部一直被认为是人体最微妙的部位，除了是嘴和胃、鼻和肺以及脑部和脊柱之间的重要连通管道之

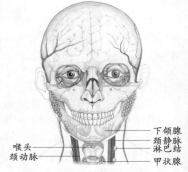

下颌腺
颈静脉
淋巴结
甲状腺
喉头
颈动脉

颈部正面示意图

外，还包含心脏和脑部之间的重要血管。包围着这些连通管道的是一些复杂的肌肉组织，使人的头部能够低垂、点顿、摇晃、扭动和抬起，从而在社交中传递各种信息。

二 健康讯号分析

- 酸痛

颈部酸痛，并伴有头晕、恶心等症状，即可判断为颈椎病。从事坐式工作的人易患此病，长期固定在

18

一个姿势,尤其是不良姿势时,颈部的压力会成倍增加。肌肉的紧绷、强直状态影响了局部血液循环,干扰了营养供应,使颈部耐力减低,变得容易疲劳。

三 常见健康问题

●颈椎病

颈椎病也叫颈椎综合征,是颈椎的骨关节、椎间盘及其周围软组织的损伤、退变,导致颈神经根、椎动脉、颈交感神经甚至颈段脊髓受到刺激或损害而出现的临床综合征。本病为慢性积累性损伤性致病,多发年龄为 40 ~ 60 岁。

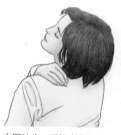

中医认为,颈椎病常因寒湿阻络、血瘀阻络引起,拔罐治疗可祛寒湿,化瘀血。

颈椎病早中期易被忽视,晚期有致瘫危险。颈椎病是引起血压不稳、心脑血管病及慢性五官科疾病的重要原因。此外,还易引起头痛、眩晕、耳鸣、视物模糊、记忆力差、反应迟钝等,亦可引起心慌、胸闷、气短、呃逆、心律失常、房颤等。90% 以上颈椎病有更年期综合征、自主神经功能紊乱的症状。

【防治】

◎因颈椎病引发肌麻、头昏头痛、局部酸痛等,应找医生进行针灸、推拿、放血疗法、中西药物疗法、红外线疗法等治疗方法。一旦症状改善,即可在家进行牵引治疗。

● 落枕

在日常生活中，几乎每个人或多或少都"落枕"过几次。症状轻的几天后就自行缓解，重的则可能出现头昏、头痛、颈肩背痛，甚至引起心悸、胸闷，反复发生的习惯性落枕还可能引发颈椎病。

落枕一般是因睡姿不良、睡觉时颈部受凉或颈部退行性病变所致。落枕来得快，去得也快，大多数人2～3天可以缓解，一周左右可以痊愈，但保养不好容易复发。

【防治】

◎一旦出现"落枕"，如果症状不严重的话，完全可以在家中就地取材治疗，用米醋热敷就是一个不错的选择。由于米醋具有活血化瘀、散寒止痛的作用，局部热敷后可有效缓解"落枕"带来的不适。

◎如果"落枕"频繁发生，还伴有头晕、手指发麻、手臂发沉等症状，这很可能是由颈椎病诱发的经常性落枕，需要尽早到医院诊治。

◎落枕的治疗方法还有推拿、针灸、热敷、短波、频谱等，都可以起到缓解疼痛、缩短病程的作用。如果疼痛较重，可服用芬必得、扶他林等止痛药，但需注意的是，这些药对胃肠道有一定的副作用，在饭后服用可减轻副作用，有消化道溃疡或胃炎的患者要慎用或禁用。

四 保健和护理

◎用枕。枕头的高低软硬对颈椎有直接影响，最佳的枕头应该能支撑颈椎的生理曲线，并保持颈椎的平直。枕头要有弹性，枕芯以中空高弹棉或谷物皮壳为宜。喜欢仰卧的，枕头的高度为5厘米左右（受压以后的高度）；喜欢侧卧的，高度为10厘米左右。仰卧位时，枕头的下缘最好垫在肩胛骨的上缘，不能使颈部脱空。

◎睡姿。睡眠应以仰卧为主，侧卧为辅，要左右交替，侧卧时左右膝关节微屈对置。俯卧、半俯卧、半仰卧或上、下段身体扭转而睡，都属不良睡姿，不但会引起落枕，还可能会影响睡眠，所以应及时纠正。头应放于枕头中央，以防落枕。

◎保暖。颈部受到寒冷刺激会使肌肉血管痉挛，加重颈部板滞疼痛。在秋冬季节，最好穿高领衣服；天气稍热，夜间睡眠时应注意防止颈肩部受凉；炎热季节，空调温度不能太低。

◎姿势。颈椎病的主要诱因是工作和学习的姿势不正确，良好的姿势能减轻劳累，避免损伤。最佳的伏案工作姿势是颈部保持挺直，微微地前倾，不要扭转、倾斜；工作时间超过1小时的话应该休息几分钟，做些颈部运动或按摩；不宜头靠在床头或沙发扶手上看书或看电视。

》颌

一 颌的构造

颌，是指构成口腔上下部的骨骼和肌肉组织。上部称上颌，下部称下颌（俗称"下巴"）。

上颌骨居颜面中部，左右各一，互相连接构成中面部的框架。上颌骨有体部和4个邻近骨相连的骨突，如额突与额骨相连，颧突与颧骨相连，腭突在上腭中缝部左右相连，牙槽突即牙齿所在部位的骨质。

下颌骨分为体部及升支部，两侧体部在正中联合。

二 健康讯号分析

● 颌关节疼痛

主要表现在开口和咀嚼运动时关节周围肌肉群的疼痛，不红肿。疼痛的性质为隐痛、钝痛或短暂刺痛，在关节处可有压痛。如有关节弹响存在，即为颞颌关节炎。平时要注意改变单侧咀嚼习惯，忌食硬物，治疗夜间磨牙等，都可以预防此病的发生。

● 颌下淋巴结疼痛

常有疼痛及压痛，一般直径不超过 2～3 厘米。口腔及咽部发炎常会导致颌下淋巴结肿大，所以日常生活中要注意保持口腔卫生，防治感染发炎。另外，上火也容易导致淋巴结肿大，因此调节好心态，保持健康很重要。

三 常见健康问题

● 颞下颌关节综合征（简称 TMJ）

它是口腔科临床常见多发病之一，多发生于 20 ～ 40 岁的青壮年，症状包括头痛、咀嚼肌触痛、关节闭锁和弹响。有时疼痛出现在关节附近，而不是关节本身。颞下颌关节综合征也可能是对使用一般药物止痛无效的复发性头痛的原因。

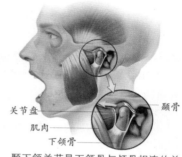

颞下颌关节是下颌骨与颅骨相连的关键。TMJ 疼痛通常由韧带、肌肉和关节内软骨出现异常引起。

【防治】

◎保持良好坐姿。不要习惯性地向前伸着头，特别是经常使用计算机的人们。

◎矫正磨牙。经常磨牙会使颌部肌肉绷紧并变得爱痉挛，使得颞下颌关节发生轻微的移位。因此，白天爱咬牙的人可以佩戴与下侧牙齿相吻合的塑料夹子，对坏习惯进行纠正。睡觉时磨牙者可遵医嘱在口中安装装置进行治疗。

◎多做功能训练，如张口受限时，应每日进行张口练习。消除有害刺激，如治疗牙周炎，拔除阻生智齿、修复缺牙、矫正错合等。改变单侧咀嚼习惯，忌食硬物，治疗夜间磨牙等。

◎颞下颌关节器质性破坏并经保守治疗无效者，可手术治疗。

●牙齿反颌

反颌，俗称"地包天"或"兜齿"，是牙颌畸形的一种常见类型。医学上对反颌的矫正原则是尽可能及早消除病因，早期矫治，可收到良好的矫治效果，并可防止畸形向严重发展。

【防治】

◎个别牙轻度的反颌可在医生的指导下，自行进行治疗。

◎多个牙反颌或畸形较严重时，则需要牙科医生用特殊的矫正器进行矫治。许多前牙反颌可通过矫治而恢复正常的咬合功能和颜面的美观。

●错颌畸形

错颌畸形是指牙颌的形态异常，其表现可为牙齿的排列异常，如扭转、倾斜、里出外进或拥挤错乱等，也有人虽然牙齿排列整齐，但上下牙的咬颌关系异常，出现上牙弓前突（俗称"大龅牙"）或下牙弓前突（俗称"地包天"）等。错颌畸形会对咀嚼、发音及吞咽等功能产生不利影响，错颌的牙齿由于不易自洁而好发龋齿及牙周炎，咬合关系异常甚至能影响上下颌骨和颅面的生长发育，还会因咀嚼功能降低引起消化不良及胃肠疾病。

【防治】

◎一般而言，骨骼畸形应尽早矫治，牙齿排列不齐则在 12 岁左右治疗为佳。

四 保健和护理

◎每次餐后需认真漱口，剔除在牙缝及结扎钢丝内的食物残渣。

◎在创伤的早期，用冷敷减少组织渗出和血肿形成，而 3 天后可用热敷，促进血肿和肿胀消退。

◎外伤后一般会影响进食，故更应注意营养，要有意识地多吃一些高蛋白、高维生素的食物及补充钙片，目的是促进软、硬组织的愈合。

◎由于外伤常使患者张口困难，在骨折愈合后要进行张口锻炼，方法是用一块楔形木块，置于上下牙之间，逐天往口腔内塞入，随着厚度的增加，其张口度也逐渐增加。

◎颌面部外伤患者也可结合中医中药治疗，骨折后 1～2 周内，局部肿胀明显，可以活血化瘀为主；2～4 周内，以补气血、滋养续骨为主；骨折 4 周后，则以补气血、强壮筋骨为主。

◎下巴脱臼后，可以采取一边刷牙一边活动嘴巴的方法治疗。一般情况下，僵硬的肌肉碰到牙膏后会自动萎缩，大概 3 分钟后就会恢复。

◎把关节推回原位的方法：用两个拇指伸入嘴中，

往外拉，再外上推即可。

» 肩

一 肩的构造

肩关节由肱骨和肩胛骨构成，是人体全身各关节中活动范围最大的关节。其关节囊较松弛，关节的稳定性大部分靠关节周围的肌肉、肌腱和韧带的力量来维持。

由于肌腱本身的血液供应较差，而且随着年龄的增长会发生退行性改变，加之肩关节在生活中活动比较频繁，周围软组织经常受到来自各方面的摩擦挤压，故而易发生慢性劳损。

二 健康讯号分析

● 肌肉痉挛

肩部肌肉痉挛，并伴有疼痛感，可能是肩部肌肉劳损的征兆，而肩部肌肉劳损是颈椎病最常见的表现形式，肩部肌肉劳损的实质是肩部软组织受到损伤。专家介绍，软组织是指人体的皮肤、皮下组织、肌肉、肌腱、韧带、关节囊、滑膜囊、神经、血管等。

● 疼痛

如果关节或关节附近的触痛，尤其肩腕或脚后跟等周围或肘外侧，可判断为肩部肌腱炎。此病不仅仅发生在体育运动时，许多类型的办公室工作人员也可发生。如果疼痛是发生在运动后，很有可能是肌肉拉伤，此时就要注意肩部保暖，多休息，疼痛会自行消失。

三 常见健康问题

●肩周炎

肩周炎又称肩关节组织炎，这是肩周肌肉、肌腱、滑囊和关节囊等软组织的慢性炎症，是一种以肩关节疼痛、活动受限为主要临床表现的疾病。本病患者肩关节向各方面的活动均可能受限，严重时关节像被冻结一样，所以也称为"冻结肩"。

【防治】

◎中医治疗。目前，对肩周炎的治疗，多数专家认为，服用止痛药物只能治标，暂时缓解症状，停药后多数会复发。而运用手术松解方法治疗，术后容易引起粘连。所以采用中医的手法治疗被认为是较佳方案，若患者能坚持功能锻炼，预后相当不错。

◎物理治疗，疗效比较好的主要有以下四种。

（1）屈肘甩手。患者背部靠墙站立，或仰卧在床上，上臂贴身、屈肘，以肘点作为支点，进行外旋活动。

（2）体后拉手。患者自然站立，在患侧上肢内旋并向后伸的姿势下，健侧手拉患侧手或腕部，逐步拉向健侧并向上牵拉。

（3）展臂站立。患者上肢自然下垂，双臂伸直，手心向下缓缓外展，向上用力抬起，到最大限度后停

10 分钟，然后回原处，反复进行。

（4）旋肩。患者站立，患肢自然下垂，肘部伸直，患肢由前向上向后画圈，幅度由小到大，反复数遍。

四 保健和护理

◎养成良好的姿势。要站有站姿，坐有坐姿。

◎经常活动肩部。经常耸肩，头要正直，挺胸抬头，两臂垂直于体侧，然后两肩同时尽量向上耸起。两肩耸起后，停 1 秒钟，再将两肩用力下沉。一耸一沉

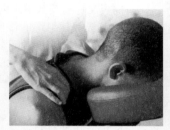

按摩疗法对肩部疾病、僵硬、紧张有很好的疗效。

为 1 次，每天做 100 ～ 120 次。这种简单的耸肩活动，可起到按摩颈椎，促使颈肩部血流畅通的作用。还可以在学习和工作之余，左手握拳拍右肩膀，右手握拳拍左肩膀，连续拍打 20 下。拍肩时的震动和刺激，可使肩颈肌得到舒缓，消除对神经根的压迫，解除生理、心理紧张程度。

◎肩部锻炼。影响肩部造型最重要的是三角肌与斜方肌。平常我们的提、丢、投等动作都会用到肩膀肌肉，再加上一般人较易忽略肩部肌肉的锻炼，因此在锻炼时，要做到薄弱部位优先，又要保证全面发展，

当然搭配相关辅助的健康食品也极有帮助。对肩部的发展有很好作用的运动项目有健身机、杠铃、哑铃、游泳等。当然，体型的发展要遵循匀称、协调和整体的原则。如脖子短而肩窄，应主要发展三角肌和胸肌，斜方肌应该少发展；本身颈部和肩部比例较好的人应该全面发展，使肩更健美；肩宽而肌肉薄弱的人应该多加强肩部、背部和胸肌的肌肉练习。

» 脊 柱

一 脊柱的构造

脊柱俗称"脊梁骨"，是人和脊椎动物的中轴骨骼，由若干形状不规则的椎骨借椎间盘、韧带互相连接而成，具有支持躯干、保护内脏器官的作用。人的脊柱包括颈椎 7 块，胸椎 12 块，腰椎 5 块，骶椎 1 块（由 5 块骶骨合成），尾椎 1 块（由 4 块尾骨合成）。椎骨有一个突向背侧的棘突，在背部的正中线上可以在皮下摸到。脊柱内部有纵行的"椎管"，容纳脊髓。在正常情况下，脊柱有向前方、后方的 4 个弯曲，其中颈椎、腰椎向前凸，胸椎、骶椎向后凸。

脊柱的弯曲不仅有利于直立姿势，更重要的是增加了脊柱的弹性，可以缓冲行走、跳跃时对内脏及各关节造成的震荡，具有保护意义。这种弯曲也往往因长期姿势不正确或疾病影响而过度后凸，引起畸形，成为驼背。

二 健康讯号分析

● 脊柱弯曲

脊柱弯曲有以下几种：一是脊柱侧弯，分左凸、右凸及 S 形侧弯 3 种；二是脊柱后凸，即驼背；三是脊柱前凸，其中腰部过分前凸称为鞍背；胸曲消失而且反向前凸出称脊柱胸前凸；四是平背，生理胸曲完全消失。

这些脊柱弯曲的异常表现，都是因为脊柱失去了正常的生理性弯曲而造成的，是在青少年中最常见的姿势缺陷。由于脊柱的异常弯曲，青少年的体态受到影响，而且因为脊柱弹性降低而容易出现疲劳和体力的下降。

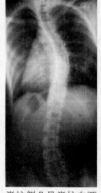

脊柱侧凸是脊柱向两侧弯曲，需要医学处理。X 线有助于测量弯曲度并决定治疗方案

● 腰痛

腰痛可由多种原因引起，如脊椎肌肉、韧带、椎间盘发生病变，有时还会出现头痛、眩晕、视力模糊、呕吐、下肢无力，严重者可能导致瘫痪。所以，如果腰痛时间较长，应立即就医，避免延误病情。

三 常见健康问题

● 强直性脊柱炎

强直性脊柱炎是指一种原因尚不很明确，以脊柱为主要病变部位的慢性疾病，病变主要累及骶髂关节，引起脊柱强直和纤维化，造成弯腰、行走活动受限，并可能有不同程度的眼、肺、肌肉、骨骼的病变，也有自身免疫功能的紊乱，所以又属自身免疫性疾病。

【防治】

◎注意饮食卫生和泌尿生殖系统卫生。

◎在起居中一定要慎防风湿寒之邪，各季注意保暖，增强机体免疫功能。

◎积极锻炼身体，有一个健康的体魄，以良好的心态正确对待生活。

● 脊椎劳损

很多办公室一族都会不时感到颈紧膊痛、腰部疲劳，他们大多患上了脊椎劳损。有资料显示，我国50岁以上的人群中，有97%的人患有不同程度的脊椎疾病；而在40岁的人群中，有40%的人脊椎不健康。

不正确的坐姿、站姿、卧姿，以及长时间以同一姿势伏案工作或劳动是导致脊椎病的主要原因。在日常生活中，很多人习惯以放松的状态站立和坐卧。最常见的有弓腰、驼背、跷二郎腿等。专家认为，如此姿势时间久了，会改变脊椎的正常弯曲度，从而导致颈椎病、颈背肌筋膜炎、腰肌劳损、腰椎间盘突出等的发生。

【防治】

◎长时间低头伏案之时，应该注意及时休息；无论脊椎是否健康，都应科学穿衣戴帽，注意保暖；保持良好的站坐姿势，避免疲劳；睡眠时要选择良好的卧具。

● 椎间盘突出

腰椎间盘突出是纤维环破裂后髓核突出压迫神经根造成以腰腿痛为主要表现的疾病。都市白领的椎间盘突出多与他们的职业有关。长期的坐姿使脊柱的着力部位发生改变，造成了对腰椎间盘的压迫和磨损，导致椎间盘突出。除此之外，日常生活中一些不经意的轻微创伤可能都会使椎间盘留下后遗症。

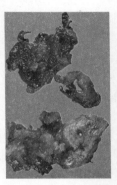

重度椎间盘突出患者其被感染的椎间盘可能需要手术移除一部分。

【防治】

◎经常坐办公室的白领要注意纠正自己的坐姿，最好在办公椅上放一个小靠垫，且每工作1小时就起来走动一下，放松一下颈椎和腰椎。爱穿高跟鞋的女性，最好能改穿平底鞋，若实在难以割舍，也应将鞋跟高度限制在4厘米以下，切忌穿着高跟鞋快跑、跳节奏激烈的舞蹈，因为这样很容易在不知不觉中损伤腰部。

◎出现了臀部疼痛的人应该进行功能性的锻炼。每天早起进行退后走；或俯卧在地上，腹部贴地，头部和两腿同时有节奏地往上翘；或采取仰卧位，头部和两腿贴地，有节奏地把腹部向上挺。每天早晚坚持15 ~ 30分钟，有助于增加小关节的肌张力，减少椎间盘的压力，控制椎间盘突出的发展。

四 保健和护理

◎均衡饮食。养护脊柱，应该注意补充钙质与维生素。多食用鱼油、蛋黄、牛奶、豆类、禽类、瘦肉、虾米、骨粉、食用菌类、水果等有利于脊柱的保养。

◎适当锻炼。整个身体的锻炼，尤其是加强脊肌、腰肌、腹肌的锻炼都可以减少脊柱承受的压力，减轻脊柱的负担，并且增强它的弹性和灵活性。常用的锻炼方法有4种。

一是燕式平衡法：俯卧，胸腹着床，抬头向上，两手后伸成翅状，两腿伸直上翘，如飞燕一般，每日练习1 ~ 2次。

二是拱桥式背伸肌功能锻炼：仰卧，头背肩足着床，两手叉腰，两肘及双脚做支点，两膝关节弯曲并抬起腰臀，像拱桥一样，每次坚持1 ~ 2分钟，每日1 ~ 2次，可增强背伸肌的力量，起到保护脊柱的作用。

三是爬行法：俯趴在地板或垫子上，像不会走路的婴儿那样，在上面爬行。可以向前爬，还可以向后、向左、向右爬或转圈爬。在爬行时可有意识地使身体贴紧地面，屈肘以前臂着地。总之要使腰背脊柱两侧肌肉得到锻炼。

　　四是站立"爬"墙：双脚紧贴墙直立，双手向上伸直，尽可能向上伸，使腰背有拉伸感，而后两手臂交替向上攀，好像沿墙面向上攀爬一样。这种方法既可锻炼脊柱两侧肌群，又可达到腹部减肥的效果。

　　◎注意保护。脊柱保护主要指防寒、防湿、防风。不睡冰冷的地面、石板，可防止风湿性腰痛；长期坐办公室的人经常变换一下姿势，使紧张的肌肉放松，可防止因长期固定姿势而引起的关节强直，韧带硬化、劳损等退行性病变。

》背

一 背的构造

　　背部是一个非常复杂的结构，在平滑的背部皮肤下分布着许多类型的肌肉，大至绕至胸部的背阔肌，小至抬起双臂使臂和肩靠拢的圆柱状肌。还有大量支持脊柱的 26 块骨骼的肌腱和韧带。骨头里还有敏感的神经。所以从解剖学意义上来讲，背部是复杂的、高效的、令人惊叹的。然而背部也有许多部位会失调，比如肌肉会被拉裂，紧张会使之受损，肌腱会被拉伤，韧带也会被扭伤。不正确的身姿、错误的运动方式、缺乏锻炼等都会"激怒"我们的背，甚至在没有外伤损害背部时，脊椎骨之间的椎间盘也会在岁月的侵蚀下不断老化。

二 健康讯号分析

● 驼背

驼背并非疾病所致，而是长期的不良姿势所致。正常情况下，脊柱有 4 个生理弯曲。颈椎凸向前，胸椎凸向后，腰椎再凸向前，骶椎再凸向后。胸椎向后弯曲度过大，就是驼背。驼背影响姿态美观，严重的还会导致胸廓变形、胸腔变小，影响心肺及消化系统功能，妨碍日常生活。

● 背酸

后背疼痛的原因很多是脊柱问题，另外还可能由肩周炎或颈椎病导致。所以酸痛发生时还需要患者及时就医，诊断病情，对症医治。平时坐着时背部不要少于三个支撑点，而且伸展和加强肌肉锻炼是治疗背痛的关键。

三 常见健康问题

● 背痛

大多数人都有过背痛的体验，实际上，背痛是一种症状，有些人是短暂性的，休息一下症状即可消失；某些人的背痛却常常干扰生活，严重者可压迫神经，产生剧烈疼痛，甚至使下肢无力麻痹，苦不堪言。90% 的人其背痛有复发的可能性，因此我们应认识背痛的产生因素与治疗方法。

背部疼痛的主要部位是脊柱及其相关的组织，如肌肉、韧带等，产生原因是受到不适当的压力或拉力、扭力等，而使背根神经及其分支受到刺激。而引起背痛的主要原因包括：化学物质的释放，比如组织受伤，释放出有害物质而产生疼痛；机械性的压力或拉力，比如运动姿势不当，运动过度会产生疼痛；心理因素也会引起背痛，虽然没有组织结构上的异常，但出现疼痛的症状，大部分原因不明；其他原因包括肥胖、不佳的静态及动态姿势、焦虑等都可能引发背痛。

【防治】

◎ 物理治疗。可利用物理因子如热、冰、按摩、力、水、电刺激等治疗来减轻疼痛；改善背肌及腹肌的力量，强化脊柱的稳定性；合适的运动，增加脊椎的柔软度。

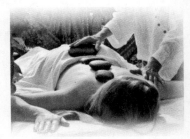

物理疗法中的热石按摩很受患者欢迎，光滑发热的玄武石沿着背部穴位摆放，不仅可以有效缓解背部肌肉紧张和疼痛的症状，同时还能治疗其他疾病，且避免了打针吃药的痛苦

◎ 药物治疗。可以使用局部麻醉剂、肌肉松弛剂、类固醇针剂等减轻疼痛。

◎ 脊柱的支持。使用外在的东西如束腹带来限制腰椎的动作，可用来减轻脊柱承受的压力，但不宜长期使用。

◎放弃卧床休息。卧床休息4天以上会使肌肉和骨骼衰弱并阻碍康复。起床投入运动中去，做些诸如散步、游泳、骑车等低强度的锻炼能够有效地缓解背痛。

四 保健和护理

◎正确的卧姿。床铺的底垫要坚实，睡觉时应平躺，膝盖下放一枕头使膝盖及臀部弯曲。这一姿势可以使你的背部拉平。你也可以侧躺，膝盖弯曲（胎儿姿势），两膝之间放一枕头以减轻膝盖内侧的压力。不要趴着睡，这会形成"背部下凹"的姿势，因而增加平面关节的压力而造成疼痛。如果你习惯趴着睡，改不过来，那么就在骨盆下（非腹部）放一枕头，使背部拉平。

◎正确的坐姿。当你坐着的时候，你的背部所承受的压力比其他部位多30%。所以，如果你坐太久，可能会导致背部疼痛。所以坐的时候应该选择一张有扶手、靠背稍微向后倾的椅子。如果你坐在没有靠背的椅子上，你的背部肌肉就必须随时用力来支撑你的脊柱，如此一来就会造成疲倦及疼痛。你应该利用椅子的扶手来支撑你的肩膀及颈部，坐的时候经常更换姿势并起来走动一下以减轻脊柱的疲倦。

◎正确的站姿。背部之所以会疼痛，通常和姿势有关，正确的姿势可以使重量平均分配到椎骨各部，因而减少加在脊柱上的压力，尤其是平面关节。站着工作（例如洗碗、熨衣服、在工作台上工作）时，一只脚跨在脚垫上，以保持骨盆的正确姿势，并使背部挺直。应经常变换姿势以避免疲劳。承受压力而造成背痛。

◎正确的举重及搬物。弯腰举重会增加你背部的负担，也可能造成严重的背部损伤。东西愈重，伤到你自己的可能性就愈大。弯腰时应当两脚张开站稳，保持良好的支撑状态；收缩腹部肌肉以保持正确的骨盆姿势；从膝盖处弯下，利用腿的力量举物，并保持背部挺直。如果你的膝盖有毛病，不要弯腰举物；提东西时，尽量两手提等重的东西以保持平衡。

» 肘

一 肘的构造

人体上臂和前臂相连处、手臂弯曲时的突起部分称为肘。肘部由上臂的肱骨、前臂的尺骨与桡骨以及相关的韧带、肌腱等组织共同构成。

在人体的各个关节中，使用频率、受外界刺激和影响最多的关节是肘关节。因为肘部是摩擦最多的部位，自身的保护机制使角质层加厚，这样使皮肤变粗糙，且颜色也变深。另外，因为皮脂腺少，所以肘部皮肤容易干燥和粗糙。

二 健康讯号分析

●肘部隆起

肘部皮肤隆起，一般情况下不痛不痒，这常常是由滑囊炎引起的。肘部滑囊炎有鹰嘴滑囊和肱桡滑囊，滑囊炎合并感染时，则局部有红、肿、热、痛、波动感和压痛及功能障碍，肘关节取半伸直位。

三 常见健康问题

●肘部扭伤

肘部扭伤多由间接外力所致，如跌倒或高处坠下，手掌着地，肘关节处于过度外展、伸直位，造成肘部关节囊、侧副韧带、环状韧带和肌腱不同程度的损伤。扭伤常损伤尺、桡侧副韧带，而以桡侧常见。伤后局部充血、水肿，严重者关节内出血、渗出，影响肘关节活动。

直接暴力打击则可造成肘关节挫伤。严重肘部扭挫伤，或伤后处置不当，可使血肿扩大，波及软组织和骨膜下。血肿加重时，通过膜内成骨及钙质沉积，可造成关节周围软组织的钙化、骨化，从而形成骨化性肌炎。

【防治】

◎固定疗法。早期须制动，患肢屈肘 90°，用三角绷带将患肢悬吊于胸前，限制肘关节活动 2～3 周。

◎药物治疗。内服药：血瘀气滞证，宜散瘀消肿，方用活血止痛汤。肿痛甚者可加服三七粉或七厘散。虚寒证，宜温经散寒，养血通络，方用当归四逆汤加减。外用药：急性扭挫伤局部瘀肿者，可选用消瘀止痛膏、双柏散外敷；肿痛消退后，可用上肢损伤洗方，海桐皮汤煎水熏洗。

◎练功疗法。2 周后肿痛减轻，可逐步练习肘关节的屈伸功能，应着重于自主锻炼，或辅以理筋按摩，以使关节恢复正常。

● 网球肘

网球肘因好发于网球运动员中而得名，医学上称为肱骨外上髁炎。此病的本质是肱骨外上髁处伸肌总腱起点部位慢性损伤性炎症。除网球运动员外，此病还多见于手工劳动者（如木匠、钳工等）、家庭妇女、羽毛球运动员，老年人也常见此病。

【防治】

◎伸肘和伸腕时不要用力过猛，屈肘、屈腕时也要尽可能轻一些。

◎若经常做肘关节和腕关节连续性屈伸活动，应定时休息，休息时可对患处按摩，进行肌肉放松，或热敷以加强局部血液循环。

◎若需医学治疗，可在压痛点用曲安奈德（去炎舒松剂）局部注射。早期患者可以在前臂肌腹处缠绕弹力绷带以减轻疼痛。较严重者还可使用石膏固定 2 周的方法。

四 保健和护理

◎运动、劳动时应合理有度，适时休息。

◎停止一切会引起疼痛的活动，尽早将冰袋放置于肘部。低温处理会帮助止住内出血和患处的体液蓄积，减轻肿大。

◎定时服用阿司匹林等以减轻疼痛与发炎。医生可能会开别的温和止痛剂以减少疼痛，或以非类固醇的抗炎剂来减少疼痛和肿大。

◎天冷时注意肘部的保暖，防止受凉。

» 手

一 手的构造

手是人体的重要组成部分之一，一般指腕以下的部分，由大拇指、示指、中指、小拇指、无名指和手掌组成。

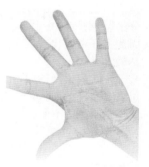

手掌的表皮厚度仅次于脚掌表皮厚度（人体皮肤最厚处），约有 0.7 毫米；手背的皮肤较薄、软而富有弹性，这些特征有利于手将东西握住。

健康的手红润白皙、手纹清晰。

在手掌经常受摩擦的地方，皮肤层会增厚而形成小突起，这就是"老茧"，起着保护的作用。

手部有着丰富的神经。手指尖上有众多的神经末梢，它的压觉、触觉、温觉、冷觉、痛觉等极为敏锐，稍有较大的痛楚，就会使人感到揪心似的疼痛。所以人们常说"十指连心"。

二 健康讯号分析

●手掌发热

如果手掌发热，温度较高，可能是甲状腺功能亢进所致，多伴有眼睛外突、颈粗、性情急躁等表现。

●手掌多汗

如果手掌汗出而发凉，可能是多汗症。多汗症是由外分泌腺过度分泌引起的，在紧张、兴奋、压力或夏季高温时，交感神经功能亢奋，造成外分泌腺过度分泌。外分泌腺在手掌、足底、腋窝部皮肤中相对集中，因此多汗可以出现在手掌、腋窝、足底部，通常以手掌最常见。

正常人出汗的时候，手是比较温暖的，多汗症的患者，出汗的时候手是凉的。多汗症虽然会给生活、工作带来一些不便，却并不影响健康。

●手掌弹性减弱

手掌心偏下的部位弹性减弱，可能是整个内脏的健康状况不佳。

手掌心稍偏下的部位称为"健理三针区"，关系着整个内脏的健康，常被称为内脏的"透视镜"。此区与心脏、肺、肝、胰、肾、胃、大小肠等有关，有任何异常症状都能被马上表示出来。所以当自身尚未有患病意识时，一旦看到健理三针区上的异常变化，即可判断内脏是否出现异常。

三 常见健康问题

● 手麻

很多人都曾有手麻的经历，尤其在中老年人中更是普遍，而且老是治不好。如今年轻人患有此症的也越来越多。手部麻痛，常常是上肢神经卡压的信号。常见拇指、示指、中指的麻木疼痛，有时在举手拿电话、梳头或拿报纸时均可使手麻加重。

【防治】

◎手麻需参考颈椎片、肌电图等实验室检查才能确诊。一旦确诊，如若症状尚轻，则经正规的非手术治疗，均可有不同程度好转。如若症状明显，并出现手内肌明显萎缩，则应及时采取手术治疗，阻止病情发展，以免造成手内肌不可逆的严重萎缩，导致手的功能出现严重障碍。

● 手外伤

日常生活中，手不小心被划伤、割伤是常有的事，但对于小伤口处理不及时也会带来严重的后果。因为自行处理不当，造成受伤的手皮肤组织坏死，而不得不采取植皮手术的现象并不罕见。由于手上的皮肤组织更具弹性、耐磨性等特点，因此，专家提醒，手部皮肤组织受伤的患者，不要轻易自行处理伤情。

【防治】

◎急救。先要给伤口消毒，如果自己感觉不能处理时，一定要尽快就医，防止感染。然后妥善保存断指（肢）。即使是手上被切掉了一块皮，也不要轻易扔掉它，可以冰镇保护后及时带到医院。

◎注意事项。住院卧床期间应多食软食、易消化食物，如蔬菜，水果及新鲜鱼、虾，各种高蛋白食物，少食硬、冷、油炸食品，避免辛辣食品。禁止吸烟，并在医生指导下进行功能锻炼。

四 保健和护理

◎防燥护肤。冬季气候严寒而干燥，洗手时可用多脂肥皂或中性肥皂，然后用清水将皂迹洗净，搽些脂类护肤膏以润泽皮肤。冬季每晚用热水洗脸或洗手，可以改善手的血液循环。此外，充足的阳光照晒、手的干洗或摩擦，同样也可促进汗腺、皮脂腺的分泌，促进手部皮肤的血液循环，增进皮肤代谢，起到润肤防燥的目的。

◎保暖防冻。为了保暖防冻，冬季室外活动时可戴上手套，并做搓手按摩、跑步运动。此外，适量的饮酒也可增快血液循环，御寒防冻。

◎皮肤皲裂的处理。为了预防手部皮肤皲裂的发生，应尽量减少劳动中的直接摩擦，最好戴手套，经常用温水洗手，局部涂搽润肤油、护肤膏、蛤蜊油或动物油类。

◎正确处理肉刺。在干燥的环境里工作或洗手过度，指甲周围容易产生肉刺，即倒刺，引起疼痛。处理肉刺不宜用手撕脱，尤其是逆向撕脱。正确的办法是用指甲剪刀靠根部将其剪除，不必涂任何药物。

◎手起疱的处理法。平时劳动锻炼少的人，经过一次较强的劳动之后，手上常常起疱，多数是水疱，也可能是血疱，如果随便找根针将其刺破，很容易导致感染。正确的处理方法是用75%乙醇将局部消毒一下，再用无菌的注射针头在水疱基底部将其刺破，待液体流尽，涂以红药水干燥即可。

» 手腕

一 手腕的构造

手腕在手和臂之间，由8块腕骨构成。腕骨的活动空间并不大，但是腕骨之间能够进行某种程度的滑动和交错运动，所以手腕还是相当灵活的。腕部的掌侧为坚硬的横向腕部韧带，背侧为腕骨，韧带和腕骨包围形成一个管状结构，叫腕管。腕管中有正中神经穿过，当腕部处于背屈状态时，腕部伸肌产生的力作用于韧带，从而压迫腕管中的正中神经，产生相应的症状，即腕管综合征。

由于腕部不停地屈伸，会使肌腱与构成腕管的韧带和骨产生摩擦，这个摩擦刺激肌腱的滑膜，并引起滑囊炎，增加滑膜的厚度。另外，这个刺激还会使肌腱发生炎症，引起肌腱炎，同时压迫正中神经引起腕管综合征。

二 健康讯号分析

● 腕疼痛

手腕过度使用可能引起手腕组织肿胀发炎，造成对神经的伤害，进而引起腕管综合征。肌腱炎也是一种很常见的手腕过度使用造成的伤害。如果手部若有刺痛感，应做些轻柔的手部运动，如旋转手腕。疼痛发生时也可将手上举超过头部，一边旋

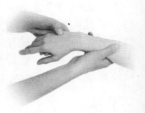

对手腕部进行推拿，可有效缓解疼痛。

转手臂，一边旋转手腕，可帮助肩膀、颈部及上背部调整位置，减缓压力及张力。

三 常见健康问题

● 腕管综合征

腕管综合征是一种很常见的现代文明病，主要和以手部动作为主的职业有关。得了这种病会出现手部逐渐麻木、灼痛，腕关节肿胀，手动作不灵活、无力等症状，到了晚上，疼痛会加剧，甚至让患者从梦中痛醒。

键盘特别是鼠标是我们最常见的"腕管杀手"。随着开车族的日渐增多，方向盘也成为一大"腕管杀手"。其他频繁使用双手的职业，如音乐家、教师、编辑记者、建筑设计师、装配工等，都有可能遭遇腕管综合征的"毒手"。

【防治】

◎平时应养成良好的坐姿，不论工作或休息，都应该注意手和手腕的姿势。

◎每隔 30 分钟，应暂停工作，让双手休息一下。

◎在办公室进行一些简单的伸展身体的体操，以预防或减轻颈部、背部的紧绷和头痛。

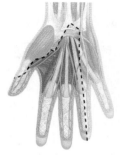

虚线内的区域显示了受正中神经控制的手部区间。

四 保健和护理

对于电脑一族，如果你不能时不时停下工作以保护手腕，至少你应该保持良好的姿势来减轻或避免损伤。

◎键盘应放置在身体正前方中央位置，以持平高度靠近键盘或使用鼠标，可以预防腕管受到伤害。

◎尽可能以手腕平放姿势操作键盘，既不弯曲又不下垂。

◎肘部工作角度应大于 90°，以避免肘内正中神经受压。

◎前臂和肘部应尽量贴近身体，并尽可能放松，以免使用鼠标时身体向前倾。

◎工作期间经常伸展和松弛操作手，可缓慢弯曲手腕，每小时反复做 10 秒钟；也可每小时持续做 10 秒钟的握拳活动。

» 骨 盆

一 骨盆的构造

骨盆由骶骨、尾骨及左、右髋骨连接而成，形状如盆，故称为骨盆。骨盆的主要功能是支持体重和保护盆腔内脏。它分为上部的大骨盆和下部的小骨盆两部分。大骨盆两侧均以髋骨的髂翼为界，前方无骨性成分，展开的髂翼承托着肠管。小骨盆具有完整的骨壁，其腔内有膀胱、直肠。对于女性而言，骨盆还起着保护子宫和阴道的作用。骨盆上接腰椎，下连股骨，联系着躯干和下肢，因此能承受较大的重量并进行力的传递。骨盆也可以分散由下肢传来的支撑反作用力，减缓对胸腹腔脏器和脊髓的震动。

骨盆是联结上半身与下半身的桥梁，它的构造像拱门，而大腿骨就像门柱。骨盆有4个关节连接身体其他部位，这样各部位才能做细微的转动。骨盆位于身体的中段，它是脊柱的地基，当地基稳固时，脊柱就不会倾斜，同时上半身的重量也借由骨盆传递到下半身的两条腿，因此当骨盆不正时，所有骨骼都会受到影响。

二 健康讯号分析

●骨折

骨盆骨折是男性常见疾病。多由车祸、塌方、房屋倒塌、强烈的肌肉收缩或直接暴力引起。骨盆骨折的并发症较多，如损伤髂内外动脉或静脉，形成腹膜后血肿、膀胱损伤、直肠损伤、神经损伤等。

●疼痛

骨盆疼痛，常以下背痛或腿部单边疼痛显示。这是骨盆变形的症状，是女性常见疾病之一。部分病人骨盆变形时并无下背痛问题，但却会引发肩颈疼痛问题。骨盆变形还会影响器官功能。骨盆问题有可能引发生育、肠胃病、妇女常见病等问题。所以，当你察觉骨盆出状况时，应该立刻去做检查，由专业的医师或复健师为你进行调理，帮你重拾健康，预防可能发生的更多问题。

三 常见健康问题

●盆腔炎

生殖器官及其周围的结缔组织、盆腔腹膜发生炎症时，称为盆腔炎，包括急性盆腔炎、慢性盆腔炎、盆腔腹膜炎、附件炎（急性附件炎、慢性附件炎、输卵管炎、卵巢炎）、子宫炎（急性子宫内膜炎、慢性子宫内膜炎、急性宫颈炎、慢性宫颈炎）、盆腔结缔组织炎等。可一处或几处同时发病，是妇女常见病之一。

【防治】

◎注意个人卫生。加强经期，产后，流产后的个人卫生，勤换内裤及卫生巾，避免受风寒，不宜过度劳累。

◎多吃清淡的食物。饮食应清淡食物为主，多食有营养的食物，如鸡蛋、豆腐、赤豆、菠菜等，忌食生、冷和刺激性的食物。

◎经期避免性生活。月经期忌房事，以免感染，月经垫要注意清洁卫生，最好用消毒卫生纸。

四 保健和护理

◎加强运动。骨盆移位在日常生活中十分常见，懒于运动，长期不正确坐姿，髋、膝、踝等关节反复损伤久治不愈者，因走路跛行，间接撞击髋部，更易造成骨盆移位。因此，加强髋关节的运动，增强腹肌的练习很重要。

◎培养良好的生活习惯。在日常生活中注意不要跷二郎腿；女性穿高跟鞋不能超过 2 小时，鞋跟高度以 3 厘米较为恰当，不要超过 5 厘米；女性在产后一定要做骨盆运动；最重要的一点就是，有创伤要立即就医，不要拖。

» 膝 盖

一 膝盖的构造

膝关节是人体最大、最复杂的关节，除了支持体重外，它还允许腿做弯曲、伸直、旋转等运动。膝关节由股骨与胫骨和腓骨，以及髌骨构成。在股骨和胫骨之间有两个大的软骨盘，分别称为内侧半月板和外侧半月板。股骨前下端有槽适合安放髌骨，供髌骨在槽内上下移动，这些关节表面的软骨能吸收震动，承受压力，直到它们出现毛病。

膝盖不是身体中最常受伤的部位，但却是最薄弱的。这是因为膝盖需要承受人的整个重量，而且由于活动范围大，其结构使它们在冲击下比髋关节和踝关节更脆弱。软骨，特别是半月板，在运动时是人体最易受伤的部分。

由于人体骨骼的结构特点，当腿部弯曲时膝盖内的软组织紧密接触，滑液不能很好地保护膝盖，因此，登山、骑自行车、爬楼等长时间膝盖弯曲的动作都会导致软组织老化。

二 健康讯号分析

● 疼痛

膝盖疼痛的原因有很多，一般运动中的疼痛主要有：半月板损伤、韧带拉伤、髌骨劳损等。如果没有拉伤、扭伤，造成膝盖疼痛也许是因为运动前没有做好准备活动，关节突然承受大负荷运动导致关节面的损伤，而引起关节发炎、积水。如果症状不是很明显，稍做几天休息，进行调

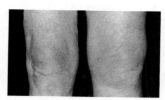

痛风（上图左膝）是引起膝盖疼痛的主要原因之一，有时会出现其他并发症，如肾结石和糖尿病。

51

整即可恢复。

还有一种情况就是长时间进行膝盖超负荷运动，造成髌骨劳损。这种损伤无法恢复，造成的一种严重后果叫作髌骨软骨病，有许多运动员因为训练不科学导致髌骨劳损，而结束运动生涯。膝盖疼痛的原因，可以通过半屈膝测试或关节按压测试来进行自我诊断。如两种情况都感觉疼痛，膝关节负重屈伸也疼痛，就可能属于第二种情况。

三 常见健康问题

● 膝关节滑膜炎

膝关节滑膜炎是指膝关节受到急性创伤或慢性劳损时，引起滑膜损伤或破裂，导致膝关节腔内积血或积液的一种非感染性炎症反应疾患。其症状主要为膝关节肿胀明显、酸痛甚至不能行走，B超检查显示膝关节内大量积液。可分为急性创伤性滑膜炎和慢性损伤性滑膜炎。急性创伤性滑膜炎，多发生于爱运动的青年人；慢性损伤性滑膜炎多发于中老年人，身体肥胖者或过度使用膝关节的人。

【防治】

◎早期应卧床休息，抬高患肢，可用弹力绷带加压包扎，并禁止负重。治疗期间可做股四头肌舒缩活动锻炼，后期应加强膝关节的屈伸锻炼，这对消除关节积液、防止股四头肌萎缩、预防滑膜炎反复发作、恢复膝关节屈伸功能有着积极作用。

四 保健和护理

◎体重过重或过度工作，超过关节软骨可以承受的重量时，会引起关节软骨的加速磨损，预防之道首选维持标准体重，避免扭伤、撞伤，有家族史或尿酸过高的痛风患者应注意饮食，避免高嘌呤食物。保养之道首先是减轻体重及适度地运动关节，如练习瑜伽，这样可以减少疼痛。可使用肌肉软膏预防早晨起床时的关节僵硬。泡澡可帮助止痛并减少压迫感，而当肌肉放松时，可刺激脑内天然止痛剂的释放。

◎平时使用冰块冰敷关节可预防疼痛；但疼痛出现时应以热敷来止痛。有氧运动例如步行、骑脚踏车、游泳等对膝关节也能起到一定的保护作用。还可以通过改善身心状况来保护膝关节。减轻心理负担可以缓解疼痛，不要急躁，试着放松心情。

◎不吃不必要的药物，如安眠药、镇静剂、止痛药。增加维生素 C 的摄入量。饮食方面以均衡营养为主，含动物胶质的肉类可补充软骨素，富含维生素 C 和维生素 E 的食物也可减缓体内胶质的退化，少抽烟更可延缓老化的过程。喝果蔬汁有助于大幅降低风湿性关节炎患者的疼痛。

◎选择合适的运动。不少办公族喜欢登楼锻炼，要知道这种运动并不适合所有的人。登楼主要是下肢的运动，而下肢关节中以膝关节最容易受伤。成年人一般在站立的时候，膝关节所承受的重量约为体重的

1/2，而在登楼时则需要承受体重的 3 ~ 4 倍，因此，要掌握正确的锻炼方法。下楼时，为了防止膝关节承受的压力增大，应前脚掌先着地，再过渡到全脚掌着地，以缓解膝关节的压力。登楼后可对膝关节进行局部按摩，使膝关节得到充分的放松，防止其僵硬。

◎体重过重、孕妇以及有退行性关节炎的人最好避免爬楼。

◎有些人往往在膝关节损伤以后放弃体育运动，其实这是不对的。运动医学专家研究发现，从长远的效果看，不锻炼的人肌肉萎缩和关节退化的速度更快，锻炼则能有效降低萎缩和退化的速度。进行膝盖耐力锻炼的原则是，要在最大限度减轻关节负荷的情况下，加强肌肉和骨骼的锻炼。

» 胫

一 胫的构造

胫即小腿，小腿骨由胫骨和腓骨平行排列组成，但它们并非呈直线，而是向外侧略呈弧线，这使得人的小腿外侧显现出自然的弧度。除了骨组织外，在骨的周围还包绕着肌肉，这些肌肉的形态、薄厚、大小、走向及分布并不一致。

小腿的轮廓主要取决于后、外、内侧肌肉，尤其是后、外侧肌肉。小腿后侧肌肉由腓肠肌和比目鱼肌组成，其厚度决定了小腿侧方的轮廓。两块肌肉向足跟方向延续为跟腱，这两块肌肉的收缩完成走路蹬地的功能。这两块肌肉除了有一定的厚度外，向两侧还有一定的伸展度，参与形成小腿内、外侧的弧度。另外腓骨外侧还有两块肌肉为腓骨长、短肌，也增加了小腿外侧的弧度。

二 健康讯号分析

●小腿麻木

麻木是小腿常常会出现的症状，如怀孕、不正确睡姿、如厕蹲久了均可引发，一般会在短时间内消除，不会有什么大问题。健康人小腿麻木，多在长时间处于一种姿势或受压后发生。这类麻木很少超过十分钟，且可迅速消失，也不伴有其他症状。

●小腿冰凉

小腿长期冰冷，并常伴随贫血的症状，是肾阳虚的一种症状。肾阳虚的治疗包括药物治疗及辅助治疗。不管是阴虚还是阳虚也好，匮乏到一定程度，就是阴损及阳，或阳损及阴，比如说肾阳虚时间长了会有肾阴虚的症状，就是两种症状都有很多。所以补肾阳的时候，一定要补肾阴，而且要阴中求阳，而且在补肾阴的时候也不是一味地只用补肾阴的药物。

三 常见健康问题

●疼痛

一般常说的"胫骨疼痛"可以用来描述多种胫骨损伤。胫骨内侧疼痛或触疼，通常疼痛的部位在胫骨的下半段。那种疼痛或触疼可能延伸到膝盖，单单是触摸胫骨也会有疼痛感。

往往当你开始跑步时疼痛感最剧烈，但是在跑步过程中可能消失，因为这时候肌肉变得松弛。

胫骨疼痛不同于应力骨折（疲劳骨折），只有在进行负重活动（走、爬楼梯）时才感到疼痛。

【防治】

胫骨疼痛的原因可能是小腿肌肉过于僵硬；跟腱传到肌肉附着处的应力过大；关节过度旋前（在冲击下脚关节向内旋转过多）；在很硬的路面如混凝土浇灌的人行道上练习跑步；穿着不舒适或磨损严重的鞋；训练过度、训练负荷和强度增加过快等。

如果你是刚刚恢复锻炼，情况可能会更加严重，因为你的腿部肌肉以前没有采用过这样的方式承受应力。你可以采取一些措施来缓解疼痛：

（1）停止跑步，特别是在剧烈的疼痛缓解后。

（2）减少训练负荷和强度，避免在起伏不平的路面上或下坡时奔跑。

（3）根据你的感觉对胫骨区域进行 10 分钟到 2 小时的冰敷，以缓解炎症。

（4）做一些自我按摩——用山菊油或消炎凝胶对肌肉进行按摩（沿胫骨内侧方向）。

（5）加强饮食调理，多食用些补钙食物，如猪骨汤、海带、虾皮等。

● 小腿腱扭伤

小腿腱，又叫跟腱。它是身体中最坚韧有力的肌腱，连接着小腿肌肉和脚后跟骨，使人能够走路、跑步、跳跃。运动员时常扭伤跟腱，好几个月的时间才能恢复，甚至可能需要动手术。

【防治】

◎避免跟腱扭伤的最好办法就是在运动之前做充分的准备活动，运动之后做放松活动，把肌肉筋骨都舒展开。若有疼痛，最好抬高你的脚，然后冷敷15～20分钟。为了保护皮肤，运动时最好穿着短袜。你也可以吃一些止痛药，比如阿司匹林、对乙酰氨基酚（扑热息痛）等。

● 胫骨损伤

胫骨损伤主要有两种形式，即胫骨骨膜炎和胫骨挫伤。胫骨骨膜炎是一种应力性损伤，与局部运动量和负荷有着密切关系，大多会在大运动量的跑跳翻腾时发生。胫骨挫伤是一种比较常见的运动损伤。这是由于胫骨皮下组织和肌肉都较薄弱，血液供应也相应较差，因而也比较容易受到伤害。胫骨挫伤容易引起患处发绀、压痛明显、肿胀、血肿等症状。

【防治】

◎当你在运动中或运动后，胫骨内侧中下端出现疼痛，而且在大量运动后疼痛加剧、压痛明显时，就很可能是胫骨骨膜炎。病情严重时还会出现跛行，因此，必须及时治疗。在症状较轻的时候，不需要特殊治疗，仅用绷带包扎并调整运动计划，适当减少下肢的跑跳练习，2～3周后症状就会自行消失。症状严重时，就应当立即停止下肢运动，以治疗为主，采用热敷、理疗、中草药熏洗，同时配合按摩，最后用绷带裹扎小腿休息，休息时应注意抬高伤肢。

◎为了预防胫骨骨膜炎，在运动前必须做好充分的准备活动，在运动时则要掌握正确的跑跳技术，注意动作中的放松和落地缓冲，以减小地面对小腿胫骨的反作用力；科学合理地安排运动量来逐步提高胫骨对肌肉拉力和地面的反作用力的承受能力，在长期不运动后突然开始运动时可以佩戴一些保护用品；运动后要对小腿进行适当的按摩或热敷，及时消除小腿肌肉的疲劳。

◎胫骨挫伤后应该用氯乙烷喷涂止血，在伤处放置海绵垫配以绷带压迫止血，抬高伤肢、卧床休息，如遇到胫骨皮肤开口较大并有出血和胫骨囊肿较大时，可到医院进行缝合及手术切除治疗。

四 保健和护理

◎运动之前，先做好充分的准备活动。

◎在运动时要掌握正确的跑跳技术，注意动作中的放松和落地缓冲，以减小地面对小腿胫骨的反作用力。科学合理地安排运动量来逐步提高胫骨对肌肉拉力和地面的反作用力的承受能力。

◎在长期不运动、突然开始运动时可以佩戴一些保护用品。应在地毯上或平整的地面上进行训练，尽量避免在地面较硬的场地上进行训练，特别是长时间地做跳跃动作时。

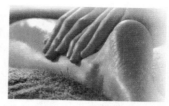

对小腿肌肉进行精油按摩可减轻疼痛和僵硬。

◎经常扯一扯小腿肌肉。

◎运动之后做做放松活动。比如，对小腿进行适当的按摩或热敷，及时消除小腿肌肉的疲劳。

» 足

一 足的构造

足被称为人体的第二心脏，由足弓、骨骼、韧带、肌肉、肌腱构成。双脚占不到体表面积的 2%，却包含了 26 块骨头、29 个关节、42 块肌肉和 25 条肌腱，负起支撑身体的重任。

足的骨骼多，软组织少，其平面轮廓为六边形。足骨排列成 3 个弓，即外侧纵弓、内侧纵弓和横弓，它们构成了足外形的基础。内侧纵弓比外侧纵弓弧度大，这是足部形体的显著特征。足有 3 个负重点，即跟结节、第 1 跖骨和第 5 跖骨头。足部的肌肉几乎全部布于足底，足背部的脚腱从踝关节呈放射状分布到各趾。

二 健康讯号分析

●脚部压痛

如果按压脚的某一部位有压痛，可能是这个部位所对应的脏器、组织有病变。

以"足反射学"为理论依据，人的脚上每一个点都与人体各个部位和脏器有着相应的联系。在正常情况下，轻触脚部不会引起异常反应。若脚部的某一点有颜色的改变，或触压时感到痛、胀、麻，有异常的结节、条索，就提示相应的部位出了问题。

若内踝出现紫色斑点，多见于妇科疾病；若脚背的脚趾根部出现小白脂肪块为患有高血压的象征；若右脚第五趾的跖骨关节部长有鸡眼，往往存在肩部损伤；若第二、三趾的足底侧水肿，往往伴有眼底病。

足反射区诊病虽然对疾病有一定的预知性，但只能提示病变的器官或部位，要进一步确诊，最好还是借助现代医学手段。

●踇趾肿痛

如果突发踇趾关节红、肿、热、痛，可能是急性痛风。

痛风早期可表现为大踇趾关节的红、肿、热、痛，急性发作后关节可完全恢复正常。若是关节症状反复发作，关节出现不同程度的骨破坏与功能障碍，会形成慢性痛风性关节炎，皮下出现痛风石（尿酸的结晶体），体内尿酸含量过高，有尿酸性肾病及肾结石的形成，肾功能正常或轻度减退。

通过收集 24 小时尿液，测定尿酸浓度可确诊是否患有痛风。

● 脚后跟疼痛

如果脚后跟痛，但活动后能缓解，可能是跟骨长了骨刺。

跟骨骨刺是老年人的多发病，实际上是跟骨的骨质增生，常发生于 40 岁以上、体格肥胖的妇女。轻

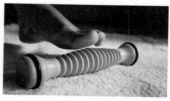

可以通过练习伸展和增加跖腱膜的弹性，以减少发生跟骨骨刺的危险。

度的骨刺不一定会引起脚后跟疼痛，严重可导致站立、行走困难。其诱因多为足跟部负重过大，或长期穿硬底鞋，足跟长期受压，使局部软组织肿胀而引起疼痛。

骨刺周围可触及小的硬块儿，X 线检查可见跟骨骨质增生。防治脚后跟痛最好的方法是防止骨刺周围的滑囊发炎。

三 常见健康问题

● 脚气

脚气是一种极常见的真菌感染性皮肤病。成人中 70% ~ 80% 的人有脚气，只是轻重不同而已。脚气常在夏季加重，冬季减轻，也有人终年不愈。

一旦发病，患者往往感到奇痒难忍，脚趾间出现红斑、脱屑，症状严重的患者整个脚底都会发红、脱皮。

脚气不仅严重影响患者的日常工作和生活，而且还极易传染给他人。

【防治】

◎要保持脚的清洁干燥，汗脚要治疗。勤换鞋袜，趾缝紧密的人可用手纸夹在中间，以吸水通气。

◎不要共用拖鞋、浴巾、擦脚布等，不要在澡堂、游泳池旁的污水中行走。

◎积极消除诱发因素，如脚汗、脚癣等。

◎应避免搔抓，防止自身传染。

◎患者勿吃容易引发出汗的食品，如辣椒、生葱。

◎情绪宜安静，激动容易诱发多汗，加重脚臭。

四 保健和护理

◎注意穿鞋袜。鞋袜宜宽松，勿紧小，鞋袜紧小就会挤脚，有碍气血畅行。爱美的女性平时应尽量少穿或不穿高跟鞋，而为自己选购一些舒适、轻便的布鞋、旅游鞋等。

◎注意脚的保暖。脚是身体中距离心脏最远的部位，血液供应较少，表面脂肪层薄弱，因此，脚的自身保暖功能较差，且脚与呼吸道黏膜之间存在着密切的神经联系。一旦脚部受寒，可以反射性地引起上呼吸道黏膜的微血管收缩，纤毛运动减慢，人体抵挡病毒、细菌等致病物质的能力明显下降。

◎坚持热水泡脚。热水泡脚能扩张足部毛细血管，促进血行，消除疲劳，有助于睡眠。如果每日上床前用热水泡脚 15 分钟，定可收到良好的健身效果。

◎加强足部的按摩。热水洗脚后，双足温舒，此时若适当按摩双脚，则可收到较好的健身效果。因为足部有许多穴位，按摩足部可起到舒经络、畅通气血、协调阴阳等作用。

» 踝

一 踝的构造

踝部指小腿与脚之间连接处左右两侧突起部分，它是小腿与足底的通道，包括踝关节和距骨下关节，是下肢承重关节。踝关节由胫骨、腓骨的远端和距骨组成。胫骨远端内侧向下突起的部分为内踝，腓骨远端的突出部分为外踝。外踝比内踝窄而长，距骨嵌在内外踝构成的踝穴中。胫骨、腓骨远端被坚韧的韧带紧密联结在一起。踝关节的功能在于支撑人体，协助完成行走和其他运动功能。而人体在运动过程中，踝关节所支撑的重量为体重的 6 ~ 8 倍。

二 健康讯号分析

●肿胀

踝关节肿痛，有可能是关节炎、痛风等引起的，或者是心脏或者肾脏等方面的疾病。平时要注意踝关节的保暖和护理，避免剧烈运动对踝关节的冲击，如肿胀持续时间较长，需要及时就医。

三 常见健康问题

●踝部损伤

平时常说脚扭了其实就是踝关节扭伤,其中以踝部韧带损伤为最多。一般常在行军、劳动和体育锻炼时发生。但较大的暴力也可引起踝部骨折,如坠落伤、砸伤、碾压伤等。

【防治】

◎一旦发生踝部损伤,需制动保护,然后认真治疗,直到功能完全恢复为止,不可半途而废。

◎为避免踝部受伤,运动前要做好充分的准备活动。

◎运动鞋最好选软底、高帮的,跟高不超过3厘米,以维护踝部的稳定性。

四 保健和护理

◎经常进行体育锻炼,增强体质,加强关节韧带弹性。

◎调整膳食结构,增加高蛋白、富含维生素的食物。

◎注意保护关节,避免过度劳累和各种外伤。

◎急性发作期应局部休息、制动,伤肢勿负重;必要时用绷带、石膏固定。

◎损伤后抬高伤肢30° ~ 45°;急性期冷水外敷,恢复期用湿热敷。

◎反复扭伤者,穿特制高帮鞋辅助踝关节,防止再扭伤。

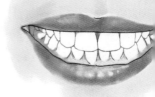

第2节　消化系统

»口　腔

一　口腔的构造

口腔由上、下颌骨做骨架，由唇、颊、牙、腭、舌和唾液腺构成。

口腔的主要功能有咀嚼、吸吮、吞咽、言语、感觉、摄取食物、参与呼吸等。口腔的功能是在中枢神经的支配下，依靠牙齿、

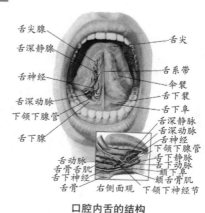

口腔内舌的结构

唇、颊、舌、腭等器官，通过有关肌肉的收缩和下颌运动完成的，是咀嚼系统组织器官分工合作的结果。

二 健康讯号分析

●口淡黏腻

口淡、口中味觉减退，自觉口发淡而无法尝出饮食滋味，多伴有食欲不振等症状。此种情况多以消化系统疾病为多见，还见于内分泌疾病、维生素及微量元素锌缺乏的病人。

饮食结构要合理，多吃蔬菜水果和粗纤维食物。多喝水，避免疲劳和激烈运动，能起到一定的预防作用。

●口干舌燥

日常生活中，不少人有口干舌燥的感觉，但没有引起人们的足够重视。有的口干是因为饮食、心理及生活习惯不良引起，有的是疾病引起；有的短时间内可以缓解，有的长时间困扰病人。为了缓解口干不适，人们经常不停地饮水。这对于饮水过少或失水过多者可起到缓解作用，而对于各种疾病引起的口干却难以奏效。相反，常因饮水过多而增加肾脏负担，对于老年人及肾功能欠佳者更是不妥。因此提醒大家口干不能短时间内缓解时，应到医院做全面检查。

三 常见健康问题

●口腔溃疡

口腔溃疡，又称为"口疮"，发病时多伴有便秘、口臭等现象。该病为病毒感染所致。

当人们被感染后病毒即存在于体内，并滋生繁殖。

当身体免疫系统异常时，这些病毒会特别活跃，病情也会明显恶化。专家认为，口腔溃疡是一种"现代文明病"，因为有许多患者是在过度疲劳后发病的。此外，口腔溃疡也被认为与遗传、激素等因素有关。

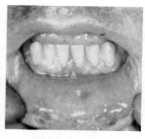

口腔溃疡示意图

口腔溃疡好发于青壮年人，一年四季都会发生，尤其是夏天。此时，气温升高，人们通常晚睡、熬夜，加上现代人乐于吃烧烤油腻的食品，使热性体质的口腔溃疡更容易发生。

【防治】

◎需注意平常的生活习惯，饮食忌辛辣、烧烤油炸、油腻厚味的食品，要多喝开水，多吃蔬菜，保持大便通畅，避免便秘。口腔溃疡严重者，可以改进细软或半流质的饮食。

● 口臭

口臭虽然不是一种疾病，但它是口腔疾病中的一种非常令人烦恼的症状。

口干是导致口臭的最直接的原因。口干时，口腔内的无氧环境很适合这些厌氧菌的滋生和过度生长，并使其分解产生出硫化物，发出腐败的味道。口腔不洁、牙菌斑、牙石的堆积，也是造成口臭的直接原因。

如果患有牙周炎、坏死性牙龈炎、恶性肿瘤及拔牙手术后感染，由于坏死的组织分解化脓后产生吲哚、硫氢基及氨类等物质，就会产生腐败性口臭。

【防治】

◎搞好个人口腔卫生，天天刷牙，尽量清除牙菌斑。用餐完后，3～5分钟内刷刷牙齿、舌头，同时用牙线剔除牙缝里的肉屑、菜渣，清除牙缝中的污垢。每个月换新牙刷，防止牙刷上细菌的累积。

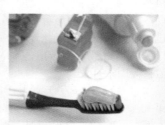

保持良好的口腔卫生和定期口腔检查是预防口臭的必要措施。

◎一些传统的口腔保健品也可以用来保持清新口气，像漱口液、牙胶、喷雾剂，还有一些含有茶叶精华的茶爽牙膏，都可以增加口腔中的含氧量，抑制厌氧菌的生存。

◎要想保持口气清新，就要给口腔一个良好的外部环境。应积极治疗鼻腔炎症和消化系统疾病，科学用药，戒除不良生活习惯。

◎多吃蔬菜，因为蔬菜含有大量的纤维，可以帮助消化，解决便秘的问题。

◎尽可能有规律地饮食生活，这也是提高人体免疫力的重要因素。

●口角炎

口角炎，俗称烂嘴角，常发生在口角黏膜的一侧或两侧。因病因不同而分为营养不良性口角炎、球菌性口角炎、真菌性口角炎。

通常是因寒冬季节气候干燥、舔舌习惯、老年无牙等引起。维生素 B_2 缺乏也能诱发此病。其表现为对称性的口角区皮肤皲裂。因被口角溢出的唾液所浸湿，其皮肤呈苍白色。皲裂区的渗出液可结成不坚实的淡黄色痂，化脓感染后呈黄褐色痂，张口稍大时，痂裂出血。

如疼痛明显，可影响说话、进食等口唇的活动。

【防治】

◎一般常用维生素 B_2 来治疗，也可服复合 B 族维生素。当口角和口唇发干时，可涂些油脂或金霉素软膏。

◎平时应注意营养，多吃新鲜蔬菜、小米、肉、牛奶等。做到进食品种多、粗细搭配。

◎口角不适时切忌用舌头去舔，以免口角更加干燥，更易破裂出血。

四　保健和护理

◎每天早晚刷牙，如果有条件，每顿饭后刷牙。

◎平衡饮食，少吃酸性食物。不吃过烫或有刺激性的食物。

◎尽量戒除烟酒，尤其是不嚼烟草和槟榔。

◎及时调磨义齿锐利边缘，防止对软组织的摩擦、压迫和创伤。

　　◎处理残根、残冠，磨平锐利的牙尖，去除不良的修复体。

　　◎接触有害工业物质的工作要加强防护措施。

　　◎每半年或一年定期检查一次口腔，达到预防口腔疾病发生的目的。

》牙 齿

一 牙齿的构造

　　牙齿是我们吃东西时切割食物、撕碎食物和研磨食物不可缺少的工具。人的一生有两副牙齿：乳牙和恒牙。乳牙从出生后 6 ~ 8 个月长出第一颗，到 2 岁左右出齐，共 20 颗牙齿。恒牙自 6 ~ 7 岁开始生长，至 20 岁左右出齐，共 28 ~ 32 颗。

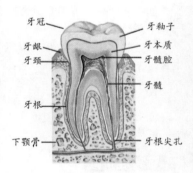

牙冠　　　　　　　　牙釉子
牙龈　　　　　　　　牙本质
牙颈　　　　　　　　牙髓腔
　　　　　　　　　　牙髓
牙根
下颌骨　　　　　　　牙根尖孔

牙齿的构造

　　从外部观察，整个牙齿是由牙冠、牙根及牙颈 3 部分组成。平时我们在口腔里能看到的部分就是牙冠，它是发挥咀嚼功能的主要部分。牙根埋在牙槽骨内，其形态与数目随功能而有所不同。牙冠与牙根交界处呈一弧形曲线，称牙颈。

从牙齿的纵剖面可将牙齿分成3层硬组织（牙釉质、牙本质、牙骨质）和1层软组织（牙髓）。

二 健康讯号分析

● 牙痛

如果牙痛，牙龈红肿，可能是牙周疾病。口腔卫生不佳，牙垢、牙结石、食物嵌塞等局部刺激因素均能引起牙周炎。

● 牙酸

当牙齿遇到冷、热、酸、甜或机械刺激后出现的酸软疼痛的现象，是牙本质过敏症。这是由于牙齿最外层的牙釉质磨耗，使牙本质暴露，牙齿内的神经末梢受刺激所致，没有自发的疼痛，牙齿局部有敏感点。

牙科专家认为，牙本质过敏症的关键在于去除诱因，否则会慢慢发展为牙髓炎、根尖周炎等，最后使牙齿失去功能。因此，为了减少这种痛苦，应该从小做起，在青少年时期就应该加强对牙齿的保护。

● 牙齿发黄

如果牙齿表面有黄色斑块，可能是氟斑牙。也称氟斑牙或斑釉牙。此症具有地域性发病的特点，是由于当地的水源中含氟量过多，过多氟进入人体影响牙釉质的正常形成和钙化，色素沉积在牙釉质上而出现黄褐色斑块。轻度者牙齿表面的牙釉质混浊不透明，呈白垩色；中度者牙面有黄色或棕黄色不规则形斑块；重症者除有色泽改变外，还伴有牙面釉质缺损。医生可用漂白法或复合树脂贴面等方法治疗并改善其美观。

三 常见健康问题

● 牙周炎

牙周炎是指发生在牙龈、牙周韧带、牙骨质和牙槽骨部位的慢性炎症，多数病例由长期存在的牙龈炎发展而来，形成牙周袋和牙槽骨吸收症状。由于病程缓慢，早期症状不造成明显痛苦，患者常没有及时就诊，使支持组织的破坏逐渐加重，最终导致牙齿松动并脱落。

牙周炎常表现为牙龈出血、口臭、溢脓，严重者牙齿松动、咬合无力和持续性钝痛。

【防治】

◎保持良好的口腔卫生，掌握正确的刷牙方法，有利于预防牙周炎的发生。

◎养成良好的口腔卫生习惯，早晚刷牙，饭后漱口。

◎多种牙膏交替使用，正确选择牙刷并定期更换牙刷。

◎可适当按摩牙龈或叩齿。

● 牙龈炎

牙龈炎多因口腔不洁、牙面上有牙垢堆积所致（牙垢会经常刺激牙龈，同时牙石凹凸不平有利于细菌附着和繁殖，从而使牙龈发炎）。此外，牙齿排列不齐、食物嵌塞在牙缝内、镶补不良的假牙压迫刺激牙龈等原因，都可引发牙龈炎。

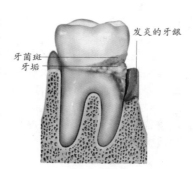

牙菌斑和牙垢中的细菌刺激和感染了牙龈，形成牙龈炎，造成牙龈与牙齿的分离，暴露出牙根。

【防治】

◎刷牙是最简单、有效的方法，但必须掌握正确的方法，只有这样才能防止和减缓牙石、牙垢和细菌在牙面上的附着。

◎如果是缺乏维生素 C，除了在医生的指导下服用维生素 C 片剂，饮食上也要多注意，应补充富含维生素 C 的食物，多吃水果蔬菜。

◎如果是由于口腔卫生不良，有大量牙垢、牙石导致的刺激性出血（这种情况最常见），可到口腔科请医生清洁牙齿，去除牙垢、牙石（俗称洗牙），并口服抗生素 1 周。

● 龋齿

龋齿俗称蛀牙，是牙体硬组织在机体内外因素影响下所造成的牙齿缺损、破坏的一种慢性进行性破坏性疾病。龋齿不仅影响咀嚼功能，影响美观，而且可以引起牙髓炎、根尖周围炎、颌骨及颌周组织炎症，甚至成为病灶，影响全身健康。

【防治】

◎注意合理的营养，尤其是多吃含有磷、钙、维生素类的食物，例如黄豆和豆类制品、肉骨头汤、小虾干等。这些食物对牙齿的发育、钙化都有很大的好处。

◎在饮食中适当地选择一些粗糙的、富含纤维素的食物，使牙面得到较好摩擦，促进牙面清洁，从而构成抗龋的良好条件。

◎做到早晚刷牙、饭后漱口，尤其是睡前刷牙更为重要，可以减少食物残渣的存积和发酵。

四 保健和护理

●叩齿

叩齿并不是指磨牙齿，而是上下颌牙齿相碰，每次 10 分钟，早晚各 1 次。这种方法不受年龄限制，它能对牙周韧带起到良好的弹跳按摩作用，能增强牙周耐受性，可促进牙髓、根尖及牙周组织的血液循环，使牙更坚固，减少疾病发生，故有健齿护齿效果，对预防牙周疾病有较好的作用。

●清洁用品

◎牙刷应当经常更换。当牙刷刷毛开始向外弯曲时，就应当更换牙刷了。通常 3 个月应当更换一次牙刷。流感或感冒痊愈后应更换牙刷，以避免重新感染病菌。

◎牙线是口腔健康的第二道防线。牙线对于牙缝间的清洁是十分必要的，因为那里常常是牙龈疾病的发源地。牙齿的邻接面因牙刷够不到，因此我们得用牙线把邻接面的牙菌斑"刮"下来（牙齿的唇面与舌面是靠牙刷而非牙线）。

◎牙膏中的氟化物在预防牙齿蛀蚀方面起着重要的作用，而且牙膏是氟化物的最好来源。氟化物可在牙齿受到蛀蚀的早期帮助牙齿修复釉质，并中和产生酸性物质的牙菌斑。

● 饮食习惯

均衡的饮食、适量分配一天中的各餐（为了避免吃零食，一天中应安排四餐：早餐、午餐、晚餐和点心时间）对坚固牙齿十分有利。事实上，这有利于我们的牙齿更好地抵抗刺激比如釉质侵蚀、龋齿等。生鲜食物例如胡萝卜、红皮白萝卜等在咀嚼的时候，可在牙齿表面进行摩擦，实际上起到了清洁牙齿的作用。此外，脂类、某些蛋白质（奶酪的酪蛋白）、矿物质（磷、钙、氟等）以及维生素 D 具有抗菌作用，可限制釉质的无机盐排出。

》食 管

一 食管的构造

食管为消化管最狭窄的部分，是前后扁窄的长管状器官。它上端与咽部相连，下端与胃相接，全长约 25 厘米，大部分在胸腔内。食管各部位的口径大小不一，有 3 个狭窄处：第一狭窄在食管起始部，距门牙约 15 厘米；第二狭窄在与左支气管交叉处，距门牙约 25 厘米；第三狭窄在膈肌食管裂孔处，距门牙约 38 厘米。这些狭窄处是较大的异物容易停滞和癌肿的好发部位。

食管的管壁是富有弹性的组织，由黏膜上皮质、黏膜下皮质和肌肉层组成，通过柔软、有弹性的食管肌肉的蠕动收缩，将食团送入胃内。食管腔最里面的一层是黏膜上皮层，既薄又软，它直接同食物接触，因此很容易受到食物的多种刺激。

二 健康讯号分析

● 吞咽困难

进食吞咽时有通过受阻的感觉。如果还出现恶心、呕吐、嗳气等症状，很有可能是食管溃疡。开始只是对固体食物咽下困难，以后随着病情的进展，即使是液体食物也会感到通过受阻。这是由于食管溃疡的病人进食后因食物的刺激引起食管的痉挛性收缩而出现咽下困难。食道溃疡患者平时应选用易消化、含足够热量、蛋白质和维生素丰富的食物。平时要切忌食用过热、过辣的食物，以免刺激食管，加重病情。

三 常见健康问题

● 反流性食管炎

反流性食管炎是消化液反流腐蚀食管黏膜上皮而发生的消化性炎症，俗称烧心，因为正常情况下胃酸只存在于胃中，当返流入食管时灼烧或刺激食管而产生"烧心感"。常常发生于饭后，因为食管括约肌张力减弱或胃内压力高于食管而引起。

【防治】

◎减小腹腔压力，少食多餐而不一餐多食。避免辛酸食物、烟酒及高脂肪油腻食品。

◎饭中、饭后保持坐立。避免餐后平卧，睡前禁食。

◎情绪平稳，忌烟、酒、咖啡。

◎喝饮料，将反流至食管的食物冲走。

◎应用制酸药，中和胃内的酸性物。

◎应用抗组胺药，如质子泵抑制剂，来减少胃酸分泌，缓解上腹部烧灼痛。

◎如果反流是因为食管裂孔疝，应考虑手术。

四 保健和护理

食管是人体内的一条重要通道，它担负着输送食物、水分、饮料及大多数药物的重要任务，从不懈怠，总是在承上（上连口腔）启下（下接胃）、默默无闻地工作着。

所以，为了我们的健康，一定要呵护好食管。

◎吃饭时当心鱼刺、鸡骨，因其轻者可刺伤食管，重者可穿通食管引起纵隔炎症，甚至扎入邻近的大血管、气管。

◎细嚼慢咽少摩擦。如果吃东西时狼吞虎咽，那么食管难免会受到损伤。

◎戒烟酒、慎用药，以免损伤食管。

◎尽量吃新鲜的蔬菜和肉类，少食用盐腌菜，因为盐腌菜含有致癌物。

◎避免重大精神刺激和体力过劳。

◎积极治疗相关疾病，如糖尿病、结核病、缺铁性贫血、病毒感染、口腔疾病等，有利于减少食管疾病的发生。

》 胃

一 胃的构造

胃位于腹腔的左上部，像一个有弹性的口袋，是食物暂时停留和消化的场所。胃的入口叫贲门，和食管相通；出口叫幽门，与十二指肠相连。胃的形状和位置随着食物的进入和排出而膨胀和收缩。

胃的结构分为胃底、胃体和胃窦三部分，胃有前后两壁，还有上下两弯，较短的上边是胃小弯，较长的下边是胃大弯。胃小弯和幽门部都是溃疡病的多发部位。

二 健康讯号分析

●恶心

恶心是较易出现的胃部不适症状，可由多种原因引起，如消化不良、妊娠呕吐、食物中毒、急性胃肠炎、急性肠梗阻、晕车晕船等。出现呕吐时应卧床休息，头应偏向一侧以防呕吐物误入呼吸道而发生窒息。如果呕吐频繁者应暂禁食，并即时就医以免耽误病情。

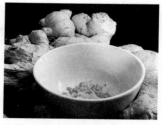

生姜已经被证实可以减轻恶心症状。但生姜粉、生姜茶和生姜汤可以防止恶心但不能去除恶心。

• 痉挛

痉挛是指胃部肌肉抽搐，主要表现为呕吐，上腹痛等。引起胃痉挛的原因有很多，如溃疡、胆汁反流、胃炎，受寒，饮食因素等。胃痉挛本身是一种症状，不是疾病，出现胃痉挛时，主要是解痉止痛止呕，如果常常出现胃痉挛，应注意寻找原因，从根源上治疗，才是最有效的办法。

三 常见健康问题

• 胃酸过多

胃液中含有一定浓度的稀盐酸，pH值为0.9～1.5。胃酸有利于消化食物和杀菌消毒，所以在感冒时需大量饮用白开水并可适当地加一些酸来增大酸度，增强杀菌效果。俗语"烧心"其实是"烧胃"，也就是胃酸过多。

【防治】

◎服用小苏打或复方氢氧化铝（胃舒平），可以降低胃酸的浓度。

◎胃酸过多时，可多吃碱性食物如苏打饼干、焦面包，多饮红茶。严重的胃酸过多症，可用生姜和普洱茶一起煮，喝汤。

◎应戒烟、酒、咖啡、浓茶、碳酸饮品（汽水）、酸辣等刺激性食物，这些都是最伤胃的。胃的脾性喜燥恶寒，因而冷饮和雪糕也必须要少吃。食物以热为好，牛奶和热水应该多喝。多喝水，特别是热水，因为人在很多情况下会把缺水误认为是饥饿。

◎有胃病的人饭后不宜运动、工作，最好休息一下等胃部的食物消化得差不多了再开始，或者慢步行走，也对消化比较好。

◎非紧急情况下，不提倡吃药，因为长期吃药有副作用，而胃病是一种慢性病，不可能在短期内治愈。如果需要，提倡去看中医，中医的良方对于养胃特别有效。

● **胃胀胃痛**

胃胀是指上腹部的饱胀感，是一种常见的消化道症状。胃胀时常常伴有上腹痛或不适、厌食、嗳气、恶心及呕吐等消化不良症状。引起胃胀的原因是多方面的，如精神压力、消化不良等，主要是胃动力不足。胃胀的反复性和长期性可以导致胃炎、消化道溃疡，甚至可以发展为胃癌。

胃痛又称胃脘痛，是以上腹部经常发生疼痛为主要表现的症状，中医认为出现胃痛多是因为忧思、恼怒或饮食不节，损伤脾胃之气所致。而西医认为胃痛主要是由急慢性胃炎、胃溃疡、十二指肠溃疡等疾病引起的。

【防治】

◎胃病讲究三分治七分养，所以对胃的保养十分重要。饮食上禁辛辣、过酸、油炸食品，以及过热、过冷食品，禁喝咖啡、酒类和吸烟。做到少吃多餐、定时进食，以营养丰富、高热量、易消化、非刺激性食品为主。

◎劳逸结合，保证充足的睡眠和休息。保持心情愉快开朗，避免生气和情绪激动。

● **胃溃疡**

胃溃疡是一种常见病。各种与发病有关的因素如胃酸过多、幽门螺杆菌感染、遗传、体质、环境、饮食、生活习惯、精神因素等，通过不同途径或机理，均可促使溃疡发生。

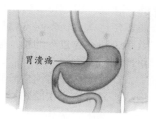

胃溃疡

胃溃疡示意图

【防治】

◎注意饮食卫生。偏食、挑食、饥饱失度或过量进食冷饮冷食，或嗜好辣椒、浓茶、咖啡等刺激性食物，均可导致胃肠消化功能紊乱，不利于溃疡的愈合。要做到一日三餐定时定量，饥饱适中，细嚼慢咽。

◎必须坚持长期服药，但要避免服用对胃黏膜有损害的药物，如阿司匹林、地塞米松、吲哚美辛（消炎痛）等。它们对胃黏膜有刺激作用，可加重胃溃疡的病情。

◎消除细菌感染病因。有些胃溃疡是由细菌感染引起的，最常见的是幽门螺杆菌。这类患者必须采用抗生素治疗。

四 保健和护理

◎改掉不良饮食习惯。长期饮用烈酒、浓茶、咖啡常会引起慢性胃炎；过辣、过咸、过酸和过于粗糙的食物也是引起慢性胃炎的常见原因。因此，我们提倡多样化饮食，多吃富含优质蛋白的食物，摄入含适量脂肪和不含过多的糖（碳水化合物）的食物，以及新鲜的乳制品。

◎科学合理的饮食方式也很重要。我们主张细嚼慢咽，而速食豪饮既伤胃又难以消化。平时应提倡分食制，采用公筷和公匙十分必要，这可减少幽门螺杆菌和乙型肝炎病毒的感染率。

◎养成定时定量的饮食习惯。长时间的紧张工作忽视饥饿会干扰条件反射，导致食欲下降。进食环境和情绪常为人们所忽视，事实上，孤独、低落的情绪，不洁或恶劣的环境，或边进食边工作以及进食时训斥、争吵等不良刺激都会导致胃肠功能障碍。

» 大 肠

一 大肠的构造

大肠居于腹中，上口在阑尾处与小肠相接，下口紧接肛门。其上中部绕行于腹部的左右，先升后降，被称为结肠、盲肠；下部管腔扩大，沿脊椎的下部下行到肛门，被称为直肠。与小肠相比较，大肠较短而粗大，全长约 1.5 米。结肠又分为升结肠、横结肠、降结肠和乙状结肠 4 部分。

大肠的主要功能是吸收水分。小肠内的食物残渣进入大肠，经结肠吸收其中的水分后，逐渐形成粪便。

二 健康讯号分析

● 腹泻

腹泻并伴有腹痛，或大便脓血，肛门灼热，这是大肠湿热的表现。此证多是因饮食不洁，损伤肠胃，湿热之邪乘虚内犯所致。所以平时要注意腹部的保暖，注意饮食卫生，不暴饮暴食，多食用清淡的食物。

三 常见健康问题

● 大肠炎

大肠的功能是将体内的垃圾排出体外。如果大肠在排除垃圾的过程中，不能充分发挥自己的功能，那么滞留在肠内的垃圾就会腐烂、发臭，产生大量的有害气体和毒素。

大肠炎患者常会肚子痛，解水便，粪便中可能带有脓、黏液或血丝，有些患者会有呕吐、发热症状。

【防治】

◎为预防大肠疾病，要加快排便的速度，抑制肠内有害菌的繁殖，提高有益菌的活性。

◎应多卧床休息，保持体力。

◎除了口服药物外，需先暂时禁止进食及饮水，让肠胃获得充分的休息，避免只要一进食便出现上吐、下泻症状。

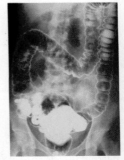

溃疡性肠炎是溃疡损伤结肠内层的一种情况，可以通过 X 线进行诊断，升结肠（左）出现了不正常的补丁状的黏液，提示溃疡性肠炎

若上吐、下泻症状已改善，饮食仍需少量多餐，减少肠胃负担，要避免油炸、高脂、刺激性食物及乳制品。

●大肠息肉

大肠息肉是指任何隆起于大肠黏膜表面病变的总称，名称仅表示其肉眼可见的外观，并不说明病理性质。大肠息肉以直肠及乙状结肠尤甚，大小可自直径 2 毫米至 10 厘米都有。

多数息肉起病隐匿，临床上可无任何症状。一些较大的息肉可引起肠道症状，主要为大便习惯改变、次数增多、便中带有黏液或黏液血便，偶有腹痛，极少数情况下大便时有肿物自肛门脱出。一些患者可有长期便血或贫血症状。

【防治】

◎大肠息肉的处理原则是发现息肉即行摘除。

◎对患者自身，不管自己的息肉是否为良性，都要严肃对待，要早发现，早治疗。由于息肉性质的不同，复发情况以及恶变率的高低均有差别，因此，要定期复查，以便及早了解术后的情况。

四 保健和护理

现代生活中，许多人的饮食结构都不够合理，如喜欢食用熏腌、烧烤、油炸食品，经常饮用烈性酒等，再加上生活节奏的加快，使得排便规律被干扰，便秘者日益增多。由于便秘者肠道内细菌产生的毒素大量增加，所以加速了肠道的衰老。

肠的日常保健要注意下面两点。

◎重视体内代谢废物的排泄，及时排便，消除危害。养成规律排便的习惯，早晚两次排便。这样可大大减少肠内毒素，同时还因及时清除粪毒，减少了肠道对毒素的吸收。

◎在饮食上一定要讲究低蛋白、低脂肪，少吃熏烤、油炸食品，多进食粗纤维蔬菜、五谷杂粮和新鲜水果。

◎严禁酗酒，暴饮暴食，节食，这不仅会伤害胃肠道，还会伤害身体其他的脏器。

» 直 肠

一 直肠的构造

　　直肠位于盆腔后部、骶骨前面，上连乙状结肠，下接肛管。据统计，成人的直肠平均长 11.7 厘米，其下部分肠腔明显膨大，称直肠壶腹。直肠并不直，在矢状面上有两个弯曲，上部的弯曲与骶骨曲度一致，称骶曲；在下部绕尾骨尖的弯曲，称会阴曲。在冠状面直肠尚有左、右左侧的弯曲，但不恒定。

二 健康讯号分析

● 大便不正常

　　便秘与腹泻交替出现，并伴有腹痛、腹胀等，这有可能是直肠炎的症状。直肠炎也可引起强烈的肛门疼痛，因此当出现肛门疼痛时，应认真诊断，通过电子肛肠镜找出病因，对症治疗。

　　直肠炎分为急性和慢性两种，急性直肠炎的全身症状有发热、食欲不振。局部症状主要表现为肛门内胀热灼痛、粪便混有黏液及血丝、便意频繁、排尿不畅、尿频。慢性直肠炎因分泌物刺激，肛门周围表皮脱落，下腹部胀满不适，有时成裂口发痒，食欲不振，体重减轻。所以如果大便不正常持续的时间较长，需要及时就医，以免延误病情。

三 常见健康问题

● 直肠脱垂

直肠脱垂是指肛管、直肠，甚至乙状结肠下段向外翻出脱垂于肛门之外，俗称"脱肛"。临床常见有不完全脱垂和完全脱垂两种，前者是直肠下部黏膜和肌层分离，向下移位，形成皱襞。黏膜脱出呈紫红色，表示有出血点或糜烂。后者为直肠全层脱出，因括约肌收缩，直肠壁静脉回流受阻，不及时回纳，可发生坏死、出血，甚至破裂。

其发病多与长期腹泻、习惯性便秘、排尿困难等因素有关，这些问题使得腹内压增高，直肠向外推出。

【防治】

◎发生直肠脱垂后，应及时治疗，防止其发展到严重程度。

◎避免负重远行，积极治疗慢性腹泻、便秘、慢性咳嗽等，防止腹压过度增高。

◎局部可采用丁字形托带垫棉固定，或每天进行提肛运动锻炼。

◎排便时，下蹲时间不可太长，避免便秘或腹泻，便后立即复位，以改善局部情况。若较为严重，多需手术治疗。

● 直肠息肉

直肠息肉是指直肠黏膜向肠腔突起而引起的所有疾病，直肠是容易出现息肉的部位，并常常与结肠处的息肉一起出现。除幼年性息肉发生在 5 ～ 10 岁的儿童以外，其他类型的直肠息肉多发生在 40 岁以上，而且年龄越大，患病的概率也越高。

【治疗】

增生性息肉或炎性息肉都不必手术。腺瘤可以通过肛门予以切除，具体有以下三种切除方法。

◎电灼法。在肠镜直视下电灼切除息肉。

◎套扎法。用套扎器将胶圈套住息肉蒂根部。

◎切除法。蒂粗或基底宽的息肉可在麻醉下手术切除。

四 保健和护理

专家认为，久坐不动和高脂的饮食习惯联合导致了直肠癌的高发。要注意直肠的日常保健。

◎适度而规律的运动。可促进身体技能，增强肠道的消化、吸收和蠕动的功能，提高身体的新陈代谢率，同时可放松心情。因为精神压力也是便秘、痔疮发生的重要危险因素之一。

◎每天喝一杯酸奶。酸奶含有大量促进消化、吸收的有益菌，可协助人体维持肠道健康。

◎让排便更规律。大便的规律与否是肠道健康的重要标志。如果几天没有大便，可服用泻药或到医院进行人工肛门灌肠。

◎定期体检。建议从 30 岁就开始进行检查。检查方式主要有直肠指检、钡灌肠造影、CT 检查等，我们可根据医生的建议来选择检查、诊断方法。

»肝

一 肝的构造

肝脏是人体内脏里最大的器官,位于腹部右上方。

肝脏细胞能够控制和调解体内各种物质,使所有器官都能顺利地运作。更重要的是,肝脏是人体解毒的总机关,具有分解细菌、酒精和其他毒素的功能。当毒素侵入时,肝脏里的转氨酶便会将毒素分解,使人体产生抗体,以后再有同样的毒素侵入时,就无法伤害人体了。

二 健康讯号分析

● 肝区疼痛

肝脏部位时有隐痛或胀。因为肝脏没有痛觉神经,周围组织神经又比较多,所以肝区隐痛不能盲目用药,尤其是对于那些肝脏已经受损的患者来说,乱用药不仅起不到应有的效果,而且还会加重肝脏的负担,无形中是加重肝脏的受损程度。所以建议肝区隐痛的患者最好到正规的医院做详细的检查,看看肝区隐痛的原因,而后再对症用药。

三 常见健康问题

● 肝炎

肝炎是常见的严重传染病之一。通常急性肝炎持

续 2 ~ 3 周，完全恢复需
要 9 周。另外，一些病例
发展为慢性肝炎，即肝脏
病变持续 6 个月或 6 个月
以上。慢性肝炎可导致肝
硬化或死亡。

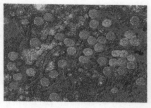

现已确知，感染乙肝病毒是诱发
肝硬化的病因之一。

【治疗】

为了防治肝炎，在日
常生活中，应该养成合理的卫生习惯，多洗手，少吃贝
类食物。要尽早发现肝炎症状，以免贻误病情。肝炎
早期就是一般的消化道疾病的症状。比如说甲型肝炎会
引起发热、食欲下降等。一旦皮肤有了黄疸的症状，或
者是尿很黄的时候应该引起注意。肝炎早期难被发现，
在肝炎多发季节一旦出现这种情况就有必要做肝功能检
测，看转氨酶有没有升高。平常也应当进行一些必要的
体检。如果消化道有症状，比如恶心的感觉持续好几天
时，就需要查一下肝功能，及早进行治疗对于身体的恢
复非常有好处。

● 肝硬化

肝硬化是各种原因所致的肝脏慢性、进行性的弥
漫性改变。其特点是一种病因或数种病因反复、长期
损伤肝细胞，导致肝细胞变性和坏死。根据病因不同
可分为病毒性肝炎肝硬化、酒精性肝硬化、代谢性肝
硬化、胆汁性肝硬化、瘀血性肝硬化、自身免疫性肝

硬化和隐源性肝硬化。本病多见于男性。起病时多隐匿，病程缓慢。

【治疗】

◎增强信心，保持乐观的情绪，积极配合治疗。

◎专家认为，静养比药物治疗效果更好，更能提高肝脏自身免疫力。

◎戒酒。大量研究表明，酒精对肝脏有直接的损伤作用，患者切不可掉以轻心。

◎饮食宜以高热量、高蛋白质、维生素丰富而易消化的食物为主。忌过多摄入脂肪，尤其是动物脂肪。

●脂肪肝

脂肪肝是指由于各种原因引起的肝细胞内脂肪堆积过多的病变。正常人肝内脂肪占肝脏湿重的3%～5%，其中2/3为磷脂，1/3为甘油三酯、胆固醇及脂肪酸。由于各种原因使肝脏脂肪代谢功能发生障碍，导致脂类物质的动态失衡，过量的脂肪在肝细胞内蓄积，若蓄积的脂肪（主要是甘油三酯）含量超过肝脏湿重的5%，或在组织学上有50%以上肝细胞脂肪化，即称为脂肪肝。

【治疗】

如何预防脂肪肝已经成为现代人的当务之急。最简易的方法就是合理饮食和适度运动，配合医生治疗。

◎合理饮食。平时我们应控制总热能的摄入，减少糖和甜食的摄入，适当地提高蛋白质量。饮食中应控制脂肪和胆固醇的摄入，补充维生素、矿物质和食物纤维。脂肪肝患者应多食用蔬菜、水果和菌藻类食物，以保证膳食纤维的足量摄入。多种维生素能保护肝细胞，防止毒素对肝细胞的损害。

◎适度运动。整天坐办公室的人，若能坚持每天多走一段路、多爬一次楼，对预防和控制脂肪肝都是有益的。

◎遵医治疗。肝脏是人体的化工厂，任何药物进入体内都要经过肝脏解毒，所以，对出现症状的脂肪肝患者，在选用药物时更要慎重，谨防药物的毒副作用，特别对肝脏有损害的药物绝对不能用，避免进一步加重肝脏的损害。

◎对存在糖尿病、病毒性肝炎和营养不良等原发病的人来说，除了做好上述3条外，应有效地治疗原发病，从根本上去除引发脂肪肝的原因。

〔四〕 保健和护理

肝保健有一个十六字要诀："合理膳食，控制体重，适量运动，慎用药物。"做到这些，我们不仅可以远离脂肪肝，还可以将肥胖症、高血压、高血糖等拒之门外。

◎尽量少饮酒。酒能伤肝，这是每个好饮者都该注意的问题。

◎均衡食物。吃饭时要安排特定的食物，每天1杯牛奶，1个鸡蛋，100克精瘦肉，3种蔬菜，2种水果。

这些食物对延缓肝脏组织的老化，加速肝细胞的修复、更新与解毒能力的增强大有裨益。

◎多喝开水。每天 3 ~ 4 次，每次 1 杯。

◎谨防被污染的食物。一些食品和瓜果蔬菜受到农药、化肥和其他有害物质的污染，也会给肝脏带来严重威胁。男性比女性更容易忽视生活细节，他们宣扬"不干不净吃了没病"，这埋下了健康的隐患。

◎多运动。缺乏运动不只让你发胖，过剩的脂肪向身体中部堆积，肝细胞被脂肪塞满，自然失去了正常的功能。而且，比起首先会在腿部和臀部发胖的女性而言，脂肪在腹部首先堆积的男性更容易受到脂肪肝的伤害。

» 胰 腺

一 胰腺的构造

胰腺是人体的第二大消化腺，在胃的后方，横于腹后壁，相当于第 1、第 2 腰椎间的水平位置。胰腺呈长条状，淡红色，分头、体、尾 3 部分，胰头膨大位于右侧，被十二指肠环抱，胰腺管的末端穿入十二指肠壁，会合胆总管，开口于十二指肠乳头。

胰腺分为外分泌腺和内分泌腺两部分。外分泌腺由腺泡和腺管组成，腺泡分泌胰液，腺管是胰液排出的通道。胰液通过腺管排入十二指肠，有消化蛋白质、脂肪和糖的作用。内分泌腺由大小不同的细胞团——胰岛所组成，分泌胰岛素，调节糖代谢。

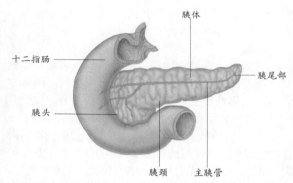

胰体

十二指肠

胰尾部

胰头

胰颈　主胰管

胰腺是一个细长的器官，它能产生并分泌出人体所需的重要激素。

二　健康讯号分析

●腹部疼痛

左腹部疼痛是胰腺疾病的重要症状之一，其中最常见的疾病就是胰腺真性囊肿。胰腺真性囊肿的其他症状还有恶心、饱胀不适、腹水等。平时当出现严重的腹痛时，要及时就医，以免加重病情，给身体造成伤害。

三　常见健康问题

●胰腺炎

胰腺炎是指胰腺组织所发生的炎性病变，有急性、慢性之分，可发生于任何年龄，多见于 40 岁以上的成人，其中男性多见。胰腺炎的主要症状为胰腺出现水肿、充血，或出血、坏死，并有腹痛、腹胀、恶心、呕吐、发热等症状。化验显示血和尿中淀粉酶含量升高等。其可分为单纯水肿型胰腺炎及出血坏死型胰腺炎两种类型。后者病情凶险，并发症多，死亡率高。

【治疗】

◎治疗应根据病情采用相应疗法。轻者一般采用非手术疗法，重者或非手术疗法无效者则应手术治疗。

◎患者应限制脂肪和蛋白质的摄入量来减轻胰腺的负担，利于胰腺的恢复，避免复发。

◎患者应保持热量和维生素的提供，少食多餐，每天用餐 5 ~ 6 次。

◎禁止刺激性食物。

◎绝对禁止吸烟、饮酒。

◎恢复期间的饮食宜采用高碳水化合物、低脂肪、半流质食物。

四 保健和护理

◎忌暴饮暴食。节假日通常是胰腺炎的多发时期，因为此时人们常常暴饮暴食，而这是诱发胰腺炎的重要原因。此外，如果原来患有胆结石、胆管蛔虫、胆囊炎、胰结石等疾病，那么在暴饮暴食后更容易诱发胰腺炎。为了胰腺的健康，我们应该定期体检，不要忽视胰腺的检查。

◎定期体检。对于年龄大于 40 岁的人，如果出现上腹部疼痛、黄疸、不适、恶心呕吐等症状，或突发糖尿病时，都要留意是否患上胰腺肿瘤。有胰腺癌、胰腺息肉家族史的人要定期体检。日常生活中，有胆管系统疾病的患者要及时治疗，切不可掉以轻心。当上腹部突发剧烈持续疼痛时，应该及时就诊，排除急性胰腺炎发病的可能。另外，进行适当的有氧运动也有保护胰腺的作用。

» 阑 尾

一 阑尾的构造

阑尾在盲肠的末端，长为 5 ～ 9 厘米，直径为 0.5 ～ 1 厘米。在食草动物（如兔子）中，由于盲肠容纳的是多余的食物和含纤维素较高的草类，故阑尾分泌的物质有助于消化作用。而在人的食物中，含纤维素较高的食物已经不多了。所以，阑尾看上去似乎是一个退化器官，除了诱发阑尾炎症外，别无他用。

二 健康讯号分析

●右腹部疼痛

生活中如果出现右腹部疼痛急剧疼痛，患有阑尾炎的可能性比较大，而且临床上急性阑尾炎较为常见，各年龄段及妊娠期妇女均可发病。阑尾炎的腹痛开始的部位多在上腹部、剑突下或肚脐周围。6~8 小时后，腹痛部位逐渐下移，最后固定于右下腹部。咳嗽、打喷嚏或按压时，右下腹都会疼痛。有上述症状，应该立即就近看医生，不要掉以轻心。

三　常见健康问题

● 急性阑尾炎

阑尾炎是腹部的常见病、多发病。大多数阑尾炎病人若能及时就医，可以获得良好的治疗。但是，有时没有引起足够的重视或处理不当，则会出现一些严重的并发症，到目前为止，急性阑尾炎仍有 0.1% ~ 0.5% 的死亡率。

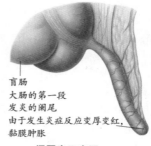

盲肠
大肠的第一段
发炎的阑尾
由于发生炎症反应变厚变红、黏膜肿胀

阑尾炎示意图

阑尾炎可能发生在任何年龄，但以青壮年为多见，20 ~ 30 岁为发病高峰期。

【治疗】

阑尾切除术是外科最古老和最常见的手术之一，现在有开腹切除阑尾和腹腔镜根除阑尾两种方式。

◎开腹做阑尾根除术。术后保养重在恢复体力，阑尾手术虽然是一个常见手术，但它对人体的损伤还是存在的，所以可以用食补的方式，但不要太油腻。术后初期饮食选择易消化的食物，两周后基本可以正常饮食。恢复期要注意保持适量的身体活动，减少肠粘连的可能。

◎选择腹腔镜做阑尾手术。手术本身创伤会小一些，手术后同样采取食补的方式，只是身体活动可以进行得再早一些。

四 保健和护理

阑尾炎术后，患者应该注意下列事项：

◎一般手术后 6 ~ 8 小时要采取半靠位，以减轻伤口张力和疼痛，同时使腹腔感染局限在下腹部，有利于引流和吸收。

◎术后 24 小时后可下床活动，促进下肢血液循环，有利于肠蠕动，防止肠粘连，可以增加肺活量，减少肺部并发症。手术后 1 周内，要遵医嘱按时吃药、打针、量体温、看伤口。

◎术后要禁食几天，排便排气后（肠功能恢复）方可进食，开始为流质（糖水、牛奶），逐渐过渡为半流质（稀饭、面条）和软食。

◎阑尾切除之后最常见的并发症就是伤口感染，在化脓或穿孔性阑尾中多见。如果术后 2 ~ 3 天体温升高，切口胀痛或跳痛，局部红肿则说明可能发生了伤口感染。应密切观察，早期发现及时处理。

◎休养时，应保持良好的卫生习惯，少吃多餐，以免发生肠梗阻。不吃刺激、不易消化的食物。

》胆 囊

一 胆囊肠的构造

胆囊的形状很像一个青梨，它紧贴在肝下面的胆囊窝内，容积为30～50毫升，有胆囊管与胆总管相通。胆囊就像是一个储存囊，可以储存胆汁并调节胆汁的分泌。平时肝脏分泌的胆汁先流入胆囊，通过黏膜吸收水分，使胆汁浓缩，并贮存起来。未浓缩的胆汁呈金黄色，浓缩后的胆汁呈深绿色。进食时（特别是进食脂肪性食物时）胆囊收缩，胆汁经胆囊管、胆总管流入十二指肠内，协助脂肪消化。

二 健康讯号分析

● 食欲不振

食欲不振是日常生活中常见的身体不适症状，引起的原因很多。但如果食欲不振并伴有右上腹隐痛、厌油、恶心等，则提示患有慢性胆囊炎；如果右上腹剧烈绞痛并向右侧肩背部放射、恶心、发热、频繁呕吐，则提示患有急性胆囊炎。

三 常见健康问题

● 胆囊息肉

生活中所说的胆囊息肉，在医学上属于"胆囊息肉样病变"范畴中的一种疾病。胆囊息肉样病变包括多种疾病，其中最常见的是胆囊胆固醇性息肉及胆囊腺瘤等病变。以前者最为多见，临床上所说的胆囊息肉主要指胆囊胆固醇性息肉这一种疾病。

【治疗】

胆囊胆固醇性息肉常为多发性，而且体积较小。目前认为，胆囊腺瘤呈潜在的恶性性质，有恶变为癌的可能性。胆囊息肉的治疗，无论是采取观察还是手术，都应根据患者的自觉症状、B超的动态观测及其他检查等，由医生综合考虑而定。因此，患有胆囊息肉样病变的患者，应经常到医院看病并定期复查B超以观察其增长情况。若息肉直径超过10毫米以手术切除胆囊为好。

● 胆囊炎

急性胆囊炎及慢性胆囊炎发作均是胆囊的急性化脓性炎症。引起其发病的原因是胆囊内有结石，胆囊胀大，里面浓缩的胆汁排不出去，这种浓胆汁对胆囊壁产生强烈的化学刺激，在此基础上较易并发细菌感染。由于细菌的侵袭，胆囊壁水肿、发炎，又可引起胆囊壁的血液供应障碍，从而进一步使胆囊壁的炎症急剧恶化。

【防治】

◎注意饮食。食物以清淡为宜，少食油腻和炸、烤食物。

◎保持大便畅通。六腑以通为用，肝胆湿热，大便秘结时，症状加重，保持大便畅通很重要。

◎要改变静坐生活方式，多运动。

◎若患急、慢性胆囊炎，目前皆以切除胆囊疗效最好。

● 胆结石

此病多见于中老年人，但近年来逐渐有低龄化趋势，16～25岁胆结石患者明显增多。

【防治】

治疗胆结石通常采用以下几种方法。

◎胆结石溶解治疗。服用药物溶解胆结石。

◎体外冲击波震碎结石法。从外施予冲击波，震碎胆结石。

◎腹腔镜下胆囊摘除术。在腹部开一个小洞，插入腹腔镜，取出胆囊。

◎剖腹胆囊摘除手术。将腹部剖开，取出胆囊。

四 保健和护理

◎脂肪摄入应适度。脂肪摄入太多，就会导致胆汁内各成分的比例严重失调。

◎少吃甜食。食入过量的糖，增加胰岛素的分泌，加速胆固醇的积累，造成胆固醇、胆汁酸、卵磷脂三者之间的比例失调。过量的糖还会自行转化为脂肪，促使人体发胖。

◎不可盲目减肥。有些人盲目减肥节食，造成胆汁分泌减少，胆囊不能正常收缩。

◎饮食应合理搭配。过多吃精制食物，可增加胆汁中胆固醇的饱和度，使胆固醇沉淀而形成结石。

◎饮食要有规律。有人吃饭常饥一顿、饱一顿。有人长期不吃早餐，会使胆汁的成分发生变化，有损健康。

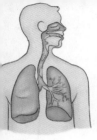

第3节　呼吸系统

》鼻

一　鼻的构造

鼻位于面部中央，是人体呼吸道的起始部，又是嗅觉器官。鼻由外鼻、鼻腔和鼻窦3部分组成。

外鼻由鼻骨、鼻软骨和软组织组成。

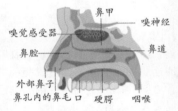

鼻解剖图（侧面）

外鼻突出于面部，容易受到外伤。鼻尖与鼻翼软组织与皮肤粘连甚紧，如果发炎则很疼痛，这也是痤疮、酒糟鼻的好发部位。外鼻的静脉血汇流海绵窦，如炎症处理不当，可引起海绵窦血栓性静脉炎等并发症。

二　健康讯号分析

● 鼻子有黑点

鼻子上出现黑色小点，可能是鼻部的"黑头粉刺"

所致。食用过多乳类、油性或辛辣的食物，会使皮脂腺受到过分刺激，毛孔充满多余的油脂而造成阻塞，这时在鼻头及其周围部分，经常会有油腻的感觉。这些油脂物最终会硬化，经氧化后成为黑色的小点，这些小点就是被称为黑头的淤积皮脂腺，也有人把长有黑头的鼻部叫作"草莓鼻"。

● **鼻子变硬**

如果鼻子硬邦邦，可能是心脏问题所致。若心脏脂肪累积太多，鼻子会变硬。如果鼻部出现坚硬的结节，可能是鼻硬结病。鼻硬结病是一种传染性比较小的慢性病，好发于呼吸道，常以鼻部首先发病。早期常会感觉到鼻塞、鼻腔干燥、不适，有鼻出血及头痛。晚期鼻部有突出肿块，呈苍白色或紫红色坚硬的结节，外鼻畸形。

● **鼻尖红肿**

如果鼻尖肿起，可能是心脏扩大的征兆。在许多疾病发展过程中都有可能出现心脏扩大的病理改变，这时需要进一步检查确诊，及时做好预防。

三 常见健康问题

● **鼻腔干燥**

春季气温升高，同时空气湿度较小，不少人感觉鼻腔干燥，甚至会流鼻血。为了减轻不适，有些人经常会不自觉地搔鼻、挖鼻。但这样反而会伤害鼻黏膜，使症状加重，还容易使细菌侵入。

【防治】

◎增加室内湿度。可用加湿器，或常用清水拖地，也可在室内养些植物。

◎可每天做鼻部按摩。用拇指、示指夹住鼻根两侧，用力向下拉，由上而下连拉 12 次。此法可促进鼻黏膜的血液循环，有利于鼻腔黏液的正常分泌，保持鼻腔的湿润。

◎感觉鼻腔干燥时，可以将一杯开水放到口鼻处，让蒸汽湿润鼻腔，出门时还可戴上口罩。

◎注意戒烟戒酒，多吃蔬菜，少吃辛辣、煎炸的刺激性食物，保持大便通畅。

◎可定期滴、涂能湿润鼻腔的药剂，感觉鼻腔干燥时使用油剂滴鼻药液。

◎适量服用鱼肝油丸或维生素 B_2。

●鼻出血

生活中，鼻出血很常见，尤其在气候干燥的地方更容易发生。出血量过大时，可出现头晕、口渴、乏力、面色苍白、出冷汗、心慌、血压下降，以致休克。

【急救】

◎当鼻腔发生出血时，可按如下方法紧急处理。

◎患者应保持冷静，千万不要紧张，因为精神紧张，会导致血压升高而加剧出血。

◎患者张口呼吸，用拇指或食指紧握两侧鼻翼数分钟，一般压 5 ~ 10 分钟能自行凝固止血，或用手指按压前发际正中线下 3 ~ 6 厘米处 10 ~ 15 分钟亦可止血。

- 鼻炎

鼻炎是指鼻腔黏膜出现炎症，表现为充血或者水肿，患者经常会出现鼻塞、流清水涕、鼻痒、喉部不适、咳嗽等症状。

【防治】

◎口服药物：主要是针对鼻炎的原发病因进行治疗，根据不同的鼻炎，用药有所区别，过敏性鼻炎需要抗过敏治疗，如阿司咪唑（息斯敏）、氯苯那敏（扑尔敏）等。一般的慢性鼻炎可以服用藿胆丸、各种鼻炎片等。萎缩性鼻炎则需要服用维生素类药物。

◎局部滴鼻药物：滴鼻药物一般用来缓解鼻炎的症状，鼻油可以缓解干燥性鼻炎的干燥，呋麻合剂则可以缓解鼻腔阻塞，激素类滴鼻液则有助于减轻过敏性鼻炎的打喷嚏、流清水涕等症状。

◎中药偏方：可以作为治疗鼻炎的参考。目前已经有很多偏方都制备成了中成药，请遵医嘱。

◎此外，可采用手术、激光或微波治疗。

- 鼻息肉

鼻息肉是成人中的常见病，常发生在中鼻甲游离缘筛窦区及上颌窦出口处。鼻息肉的外形很像瘤子，但它不是瘤组织，而是由慢性炎症长期刺激或过敏反应使鼻黏膜高度水肿，使静脉及淋巴液回流受阻，引起组织间隙扩张、发生不可逆的水肿，最后形成息肉。

主要症状是随息肉体积增大或数量的增多而鼻阻塞逐渐加重。说话带鼻音，头闷胀不适，多为脓性鼻腔，如与过敏有关可流清水样涕。由于息肉增生充满了鼻腔，甚至可露出鼻孔之外。有的可将鼻腔撑大，形成向外膨隆的形状，医学上称为"蛙鼻"。如果经常鼻出血，且患者年龄大，有少数可发生癌变，应提高警惕。

【防治】

◎目前唯一的治疗办法是手术切除。对患有严重全身性疾病者，手术应慎重或延缓。

四 保健和护理

鼻是人体呼吸道的入口，它是具有很多功能的调节器，对吸入的空气起净化、调温、湿润的作用。因此，我们要保护好鼻子，尤其是在呼吸道疾病易发的冬、春季节。

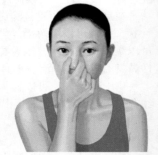

◎杜绝用手挖鼻的习惯。平时擤鼻涕，要逐个鼻孔擤，不要用力太猛，以免将鼻内分泌物压入鼻周空腔如鼻窦、鼻咽管，发生鼻窦、中耳腔感染。

鼻外保健按摩法：用温毛巾稍敷后，用左手或右手的拇指与示指，夹住鼻根两侧并用力向下拉，由上至下连拉12次，此法可促进鼻部血液循环。

◎清晨洗脸时，用毛巾揉揉鼻唇、鼻翼两侧及周围的皮肤，直至鼻部皮肤稍发红并有发热感；也可以用拇指、示指夹住鼻根，用力由上而下连拉几次；也可以用拇指、示指伸入鼻腔前庭处，夹住鼻中隔软骨，轻轻地下拉几次。这些机械的刺激按摩可使鼻周围血管充血、改善血液循环，加强营养，保持正常温度，使之尽快地适应外界的气温。

◎遇外界空气异常干燥，要多喝水、勤漱口，有条件的可吃点水果如橘子、苹果、梨、甘蔗等。

◎平时加强锻炼，如：早晚用冷水洗脸、擦身，早晨做体操，常去户外呼吸新鲜的空气、慢跑、散步等。

» 咽 喉

一 咽喉的构造

咽喉就是人们平常说的喉咙。它是一条肌性管子，内壁是黏膜，长约13厘米，从鼻子后面直通到食管口，同时属于呼吸系统和消化系统两个不同的系统。

二 健康讯号分析

● 吞咽困难

凡属咽部的各种急性炎症，均可引起吞咽困难。所以平时要少吸烟、少喝酒，少吃辛辣刺激性的食物，以免引起咽喉部位发炎，给身体造成伤害。

● 喉中痰鸣

有哮喘病者，常可出现喉中痰鸣音。另外，小儿急性喉炎也会出现喉中痰鸣，如果小儿无哮喘病史，感冒后出现喉中痰鸣，属急性喉炎，是喉阻塞的重要标志，病情比较严重，家长不可掉以轻心，否则容易引起急性喉梗阻，导致生命危险。

三 常见健康问题

● 咽喉肿痛

咽喉肿痛是一种临床症状，凡患有急性或者慢性咽炎、喉炎、扁桃体炎、扁桃体周围脓肿、疱疹性咽喉炎、咽喉脓肿等，均可引起咽喉局部的肿痛。

【防治】

◎饮食上需注意下列宜忌：宜吃清淡多汁的各种新鲜蔬菜瓜果，具有散风清热、生津利咽作用的食物，具有清泻肺热胃火作用的食物，具有养阴降火作用的食物；忌吃辛辣刺激性食物，性属温热上火的食物，煎炒香燥伤阴的食物，黏糯滋腻的食物，以及忌烟与酒。

一些民间偏方对治疗咽喉肿痛也很有效：

偏方一：食醋治疗。若咽喉肿痛用醋加同量的水漱口即可减轻疼痛。

偏方二：炒盐治疗。将盐炒热，吹入喉中，吐出涎水，可消炎止痛。

偏方三：生梨治疗。常吃生梨能防治口舌生疮和咽喉肿痛。

偏方四：丝瓜汁治疗。嫩丝瓜捣烂挤汁，频频含漱，可治咽喉肿痛。

偏方五：酸梅治疗。酸梅是天然的润喉药。因为酸梅的果酸及盐分可以杀菌且能生津止渴，吃酸梅时不断流出的口水可以滋润发炎的部位，对咽喉痛很有效。

偏方六：酱油漱口治疗。咽喉疼痛时，可用 1 小勺酱油漱口，漱 1 分钟左右吐出，连续 3～4 次，有疗效。漱时仰头，使漱液尽量接近咽部，哈气漱洗，效果更佳。

● **打鼾**

打鼾俗称打呼噜，它是由于呼吸道某一段狭窄引起的通气不畅，以致呼气时气流通过受阻，对呼吸道壁冲击造成声响。产生这种状况的原因主要为咽喉、鼻腔、腺样体肿大，以及慢性炎症、肿块、扁桃体肥大等，堵塞了呼吸通道。这种声音有时可高达 80 分贝，不亚于繁华大街上的汽车噪声。

生活中，不少人并不把打鼾当回事。研究发现，打鼾者往往也伴有血压高、心脏病、脑缺氧等，这些疾病的产生就是因为经常打鼾，呼吸不畅，加重了心脏负担，患者不可忽视。

【防治】

◎戒酒，尤其是睡前禁饮酒。

◎戒烟。

◎禁服镇静安眠药。

◎应用鼻黏膜收缩剂滴鼻。

◎保持鼻腔通畅。

◎减肥。

◎侧卧睡眠。

◎枕头高度要适中，不要太高，否则使咽喉与气管形成的角度不利于通气，引起打鼾。

● **喉炎**

喉炎是喉黏膜及黏膜下层组织的炎症。临床上以剧咳及喉部肿胀、增温和疼痛为特征。常分为急性和慢性两种。

【防治】

◎慢性喉炎。让声带多休息，忌大声喊叫；使用抗生素和类固醇激素，若同时用雾化吸入治疗本病，效果更好、更快。

◎急性喉炎。及时治疗急性喉炎，防止演变成慢性；防止过度用嗓，对于教师、文艺工作者等要注意正确的发声方法，感冒期间尤需注意；加强劳动防护，对生产过程中的

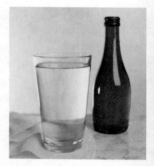

足量饮水有助于减轻喉炎的症状，并能稀释喉内黏液，使其易于排出

有害气体、粉尘等需妥善处理；发病时要适当噤声，避免过度用嗓，戒除烟酒嗜好，积极治疗邻近器官病变；用蒸汽吸入、雾化吸入或超短波治疗，消除炎症；声带息肉或时间较长的声带小结，可通过手术摘除。

四 保健和护理

咽喉既是正常呼吸的必经之路，又是重要发声器。所以人人都要注意保护嗓子，尤其是教师、演员、广播员，更要注意。

◎要注意坚持室外活动，以增强机体对疾病的防御能力，避免咽炎、喉炎的发生。

◎养成咽喉部卫生习惯。饭前饭后要做咽部清水含漱，平时多喝茶，保持咽部清洁。抽烟、喝酒要适度，否则会刺激咽喉部而产生慢性炎症。

◎如果咽喉发生不适、刺痒、干燥或有烧灼感，可采用热熏气疗法。方法是将口腔对着有热气的茶杯或茶壶呼吸，很快就可使不适现象消失。

◎不要过多地清嗓子。因为做这种动作的时候，气流就会猛烈地震动声带，从而损伤声带。如果你觉得咽喉难受，那么就小口地饮水或是吞咽。但如果你必须不停地清嗓子，那就去找医生检查一下，也许是反流性疾病、过敏症等疾病在作怪。

» 气管、支气管

一 气管、支气管的构造

气管呈筒状，位于喉的下方，由 15 ~ 20 个半环状软骨和韧带联结而成，长 11 ~ 13 厘米，向下进入胸腔后分为左、右支气管，然后继续分支呈树枝状，直至肺泡。

二 健康讯号分析

●呼吸困难

身体一旦出现呼吸困难,并伴有呛咳,就要警惕是不是气管吸入异物。因为活动性异物随气流移动,可引起阵发性咳嗽及呼吸困难,在呼气末期在气管处可听到异物冲击气管壁和声门下区的拍击声。由于气管腔被异物所占,会致呼吸困难,并可引起喘鸣。如果气管有异物要及时就医,否则会危及生命。

三 常见健康问题

●慢性支气管炎

慢性支气管炎是指气管、支气管黏膜及其周围组织的慢性非特异性炎症。临床上以咳嗽、咯痰或伴有喘息及反复发作的慢性过程为特征。病情若缓慢进展,常并发阻塞性肺气肿,甚至肺动脉高压、肺源性心脏病。它是一种常见病,尤以老年人多见,且男性多于女性。

【防治】

◎平时以加强锻炼,增强体质,提高机体抵抗力,预防复发为主。此外,应自觉戒烟,避免和减少各种诱发因素。

◎针对慢性支气管炎的病因、病期和反复发作的特点,采取防治结合的综合措施。在急性发作期和慢性迁延期应以控制感染和祛痰、镇咳为主。伴发喘息时,应给予解痉平喘的治疗。

● 急性支气管炎

急性支气管炎属于支气管黏膜的急性炎症，大多由上呼吸道感染时病毒或细菌向下蔓延引起，也可由某些理化因素或过敏原因刺激造成。

【防治】

◎加强体育锻炼，进行耐寒训练。

◎保持空气流通，室内空气新鲜。

◎加强劳动保护，减少有毒物质接触。

◎药物治疗：发热时应多饮水，注意休息，体温高于38℃时服用退热药，如阿司匹林、百服宁等；细菌感染时可选择适当抗菌药物，口服头孢菌素、大环内酯类药物等；有咳嗽、咯痰时可服用甘草合剂、急支糖浆、溴己新（必嗽平）、沐舒痰，咳嗽影响睡眠时可加用抗过敏类药物或糖浆；患者有喘憋时，可加用支气管扩张剂如氨茶碱等。

● 支气管扩张

由于支气管及其周围肺组织的慢性炎症破坏，使本来光滑通畅的支气管树管腔变成囊状，柱状变形或持久扩张被称为支气管扩张。

【治疗】

◎积极防治肺部感染是本病的重要预防措施。对已患病的患者，应加强控制感染和体位排痰。采用内科药物进行抗感染治疗，可缓解症状，但不能根治。

◎手术治疗可按下列情况选择手术方式：单侧一

叶支气管扩张，可行肺叶切除术；双侧肺叶支气管扩张，病变范围超过一个肺叶，可考虑做双肺叶或肺叶加肺段切除术；双侧肺叶都有支气管扩张，但一侧无明显病变，结合患者肺功能检查分析，可考虑施单侧全肺切除术；支气管扩张病变累及双侧肺叶，可根据患者情况，先用双侧肺叶同期切除和分期肺叶切除术；支气管扩张大咯血患者，药物治疗仍咯血不止时，紧急做支气管镜检查，若能明确出血来自病肺者，可施行急诊肺叶切除术。

四 保健和护理

◎日常生活中，进食时忌大喊大笑，防止食物误入气管造成窒息。

◎平时注意保暖。

◎居住的室内要经常开窗，保持空气流通、干燥。

◎加强体育锻炼，进行耐寒训练。多用冷水洗手、洗脸和揉搓鼻部。天气好时在室外慢跑、做广播操或打太极拳等，天气不好时可在室内用冷水擦身。

◎慢性支气管炎易在春季发作，宜多吃具有祛痰、健脾、补肾、养肺的食物，如枇杷、橘子、梨、莲子、百合、大枣、核桃、蜂蜜等，有助于减轻症状。饮食宜清淡，忌食海腥、油腻食物。俗话说"鱼生火，肉生痰，白菜豆腐保平安"，是有一定科学道理的。刺激性食物如辣椒、胡椒、葱、蒜等，过甜、过咸食物也应少吃，以免刺激呼吸道。

》肺

一 肺的构造

肺是最重要的呼吸器官，气体交换就是在肺中进行的。小支气管一再分支，到了肺泡管的末端是一个囊状构造，也就是肺泡。肺泡是由单层细胞构成，小到要用显微镜才看得到，所以肺是由多达30亿个肺泡所组成的，如果把一个肺脏的所有肺泡面积加起来，可能比一间教室还大。肺泡在小支气管旁排列成串，就像是一串葡萄围绕在枝上一样，这些成串的肺泡，叫作小叶，很多小叶集合起来就构成肺叶。左肺由两片肺叶构成，右肺由3片肺叶构成。

二 健康讯号分析

● 咳嗽

咳嗽是呼吸系统疾病最常见的症状之一，它是人体清除呼吸道内的分泌物或异物的保护性呼吸反射动作，可由多种原因引起。肺部疾病是引起咳嗽的常见原因，如肺炎、肺结核、肺癌等，所以长期咳嗽不容忽视，要及早就医。

三 常见健康问题

● 肺炎

肺炎是肺实质的炎症，可由多种病原体引起，如细菌、病毒、真菌、寄生虫等，其他如放射性因素、化学因素、过敏因素等亦能引起肺炎。

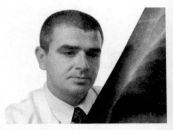

肺炎是一种由病毒、细菌等引起的肺部感染。医生在用听诊器进行肺部听诊后，可能要做X线胸透检查以确诊。

【防治】

◎饮食应由生鲜的蔬果构成。可以喝大量的果汁，液体有助于消除肺内的分泌物。用纯果汁和蒸馏水都有帮助。饮食宜营养丰富，清淡，易消化；应避免乳制品（酸奶除外）、糖、白面粉产品、咖啡、各种茶（除了药草茶以外）、香烟、酒。

◎冷敷。肺炎一般都伴有高热，此时，可以用一个冰袋放在患者的头上，以降低体温、缓解不适，也可以用酒精擦浴或用温水擦浴，同时要多饮水。

◎多通风换气。在易发病的冬春季节应保持居室的空气流通，少去人多的公共场所，以避免细菌感染。

◎适当运动。平时应注意锻炼身体增强抗病能力，免疫力低下是感染肺炎的主要原因。

◎增加空气湿度。用加湿器产生冷的水汽对肺炎有帮助，也可以在胸口热敷，可减轻疼痛。

● 肺脓肿

肺脓肿是由化脓性细菌所引起的化脓、坏死性炎

116

性疾病,导致肺脓肿的致病菌很多,常见的有葡萄球菌、链球菌、肺炎双球菌和梭形杆菌等。诱发肺脓肿的原因很多,可为吸入性、血源性、外伤性和邻近器官直接蔓延。多发生于壮年,男性多于女性。

起病多急剧,初期多有高热、寒战、咳嗽、胸痛和血中白细胞增高,以后咳嗽逐步加剧,痰量多,浓而黏稠,有臭味,脓痰静止后可能有分层现象,典型的分为3层。一般3个月内的脓肿属急性肺脓肿。

【防治】

◎卧床休息。

◎减少感染源,如注意口腔卫生,保持牙齿清洁,及时治疗牙周病和口腔病以减少上呼吸道定植菌。

◎加强营养,进食高蛋白、高热量、多维生素的饮食。

◎经抗生素治疗无效时,可考虑手术治疗。

四 保健和护理

中医认为,秋令与肺气相应,秋天燥邪与寒邪最易伤肺。呼吸系统的慢性疾病也多在秋末天气较冷时复发,所以秋季保健以养肺为先。

◎多喝水,以保持肺脏与呼吸道的正常湿润度。

◎洗浴有利于血液循环,使肺脏与皮肤气血流畅,发挥润肤、润肺之作用。

◎进入秋天后,一日三餐之食物宜以养阴生津之品为主,如芝麻、蜂蜜、梨、葡萄、莲子、银耳、萝卜等,少吃辛辣燥热之品。必要时可服补品,但应清补,不可大补。平时虚衰之人,宜进食人参、黄芪、山药、大枣、莲子、百合、甘草等补脾益肺,增强抗病能力,利于肺系疾病之防治。

◎强健肺脏的最佳方法是体育锻炼,如散步、体操、气功等。

◎注意天气变化,及时增减衣服,适当进补,增强机体抵抗力,预防风寒等外邪伤肺,避免感冒。

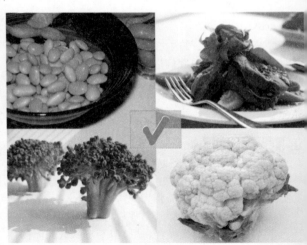

食物中富含雌激素(如青豆和菠菜),经常食用此类食物的人患肺炎、肺囊肿、肺癌的风险会降低。绿花椰菜和菜花等食物还可以减慢肺癌患者体内癌细胞的生长速度。

» 扁桃体

一 扁桃体的构造

扁桃体位于人的口腔中，左右各一，在口咽两侧、腭舌弓和腭咽弓之间的三角形间隙内，是咽部最大的淋巴组织。

二 健康讯号分析

● 扁桃体肿大

扁桃体肿大一般是由于扁桃体反复发炎引起的扁桃体部位充血造成的。扁桃体肿大常会引起耳部、鼻部、呼吸道等部位的不适，不但对工作和生活造成影响，还会给身体造成损害，所以要尽量这种情况发生，平时要多增强机体的抵抗力，并注意劳逸结合。应减少烟酒等的刺激，养成良好的学习、生活习惯。

三 常见健康问题

● 扁桃体炎

扁桃体发炎的原因是由于细菌或病毒的感染，其中细菌感染更多见。病原菌多为溶血性链球菌、葡萄球菌、肺炎双球菌。这些细菌通常存在于人的咽部和扁桃体隐窝内，在正常情况下，扁桃体表面上皮组织是完整的，黏液腺能不断分泌黏液，可将细菌和脱落的上皮细胞从隐窝口排出，因此保持着机体的健康。

当机体因过度疲劳、受凉、局部受到物理或化学因素的影响后，抵抗力下降时，扁桃体的血供减少，腺体分泌功能下降，上皮防御能力降低，细菌即乘虚而入，滋生繁殖，致使扁桃体发炎。

【防治】

◎预防扁桃体发炎，关键在于提高机体的整体素质，加强体育锻炼。

◎注意饮食营养和口腔卫生。

◎避免过度疲劳，劳逸结合，保证每日睡眠时间。

◎随时增减衣服，避免受寒受凉。

◎不滥用抗生素。

◎患有扁桃体炎者，应尽量不出门，严重的患者要多休息并摄取适当的水分。

四 保健和护理

◎注意增强自身的免疫力。多进行户外活动，多晒晒太阳，必要时也可以辅助吃一些增强免疫功能的保健食品。

◎在寒冷季节或气候变换季节，要注意保暖，防止受凉感冒。

◎扁桃体第一次发炎时，要彻底治愈。

◎平时应少吃辛辣刺激性食物，少饮酒。

◎戒除烟酒，是预防慢性扁桃体炎的重要一点。

◎预防各类传染病、流行病。

》声 带

一 声带的构造

声带像两片韭菜叶,左右各一片,边缘薄、齐且直,半透明,坚韧而有弹性。声带的长度因性别、年龄而异。小孩子的声带长 6 ~ 8 毫米,女子的长 15 ~ 20 毫米,男子的长 20 ~ 25 毫米。发声时,声带黏膜就像麦浪那样此起彼伏地运动着。

二 健康讯号分析

● 声音嘶哑

如果说话时间经常过久,就会出现声音嘶哑。声音嘶哑,是声带需要休息的一个小小提示,我们不能忽视。如果持续嘶哑超过 2 周以上,最好找耳鼻喉科医生检查与治疗。

有时候,我们也会突然变成"哑巴"。这种情况最常见于急性喉炎,主要是由于说话过多、吃了过咸的东西导致了声带急性充血,经过一段时间休息或者一般的治疗是可以恢复的。

【防治】

◎一般而言,噤声休息是治疗声音嘶哑、失音的最佳方法。

◎变声期儿童、妊娠期妇女的声带均有生理性改变,如充血,此时应避免过度用声,否则会使声带受损。

三 常见健康问题

● 声带息肉

声带息肉多为发声不当或过度发声所致，也可为一次强烈发声之后所引起，所以本病多见于职业用声或过度用声的人，上呼吸道感染、慢性喉炎的各种病均可引起声带息肉。

声带息肉多为一侧单发或多发，颜色呈现灰白色、半透明，有时为红色小突起。带息肉过大可严重阻塞声门导致发生呼吸困难的危险状况。

【预防】

◎正确掌握发音技巧：避免用嗓过强或时间过长。

◎忌用嗓过度：应有节制的用声，不要尖声或大声叫喊；注意声带休息。

◎多喝水：补充水分是很重要的事，可选用水、柠檬汁和一般中药，如胖大海及罗汉果等。

◎饮食清淡：避免吃太辛辣和太甜的食物，尤其睡前 3 小时不要进食以免胃酸逆流。

四 保健和护理

◎不要使声带受过度的冷、热、酸、辣等刺激。

◎限制工作之外的说话时间，减少不必要的长时间聊天或打电话。

◎说话速度要慢，说话之间要常停顿吸气，一句话不要拉得太长。说话音调不宜太低或过高。

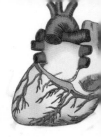

第4节 循环系统

» 心 脏

一 心脏的构造

　　心脏分为左心及右心两侧，左心、右心又各自分为左心房、左心室及右心房、右心室共4个心腔。心脏的作用类似于水泵，昼夜不停地将血液由静脉吸入心脏右侧（由右心房进入右心室），再将血液泵入肺内，

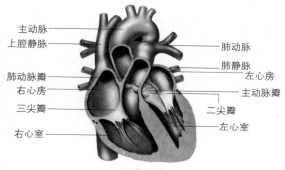

正常心脏

血液在肺内接受氧气后流入心脏的左侧，经左心房至左心室再射入动脉血管内，通过主动脉及其全身动脉分支将血液输送到身体各个部位，为人体所有的活细胞提供氧气和营养成分。

二 健康讯号分析

● 皮肤暗紫色

晚期肺源性心脏病、慢性心力衰竭患者的皮肤可呈暗紫色或深褐色，这与机体组织长时间缺氧，肾上腺皮质功能下降有关。皮肤黏膜和肢端呈青紫色，说明心脏缺氧，血液中的还原血蛋白增多。

● 鼻子尖发肿

如果鼻尖发肿，表示心脏脂肪可能也在肿大或心脏病变正在扩大。此外，红鼻子也常预示有心脏疾病。如果鼻子硬邦邦的，这表明心脏脂肪累积太多。

三 常见健康问题

● 心肌炎

心肌炎是指心肌中有局限性或弥漫性的急性、亚急性或慢性的炎性病变。近年来病毒性心肌炎的发病率相对不断增加。病情轻重不同，表现差异很大，婴幼儿病情多较重，成年人相对较轻，轻者可无明显病状，重者可并发严重心律失常，心功能不全甚至猝死。

【防治】

◎治疗心肌炎首先应让患者充分休息，改进心肌营养，控制心功能不全与纠正心律失常，防止继发感染等。

◎原发病的治疗很关键。病毒感染者可予抗病毒药、吗啉胍等。

◎急性期应卧床休息，在症状好转、心电图正常后方可逐步增加活动，给予营养丰富、易消化的饮食。出现心功能不全、心律失常、休克时应积极纠正。使用维生素C，肌苷，环磷腺苷（环化腺苷酸），免疫抑制剂等，促进心肌代谢。

◎发生病毒性心肌炎后，必须绝对卧床休息，否则可使病情加重，引起严重并发症。一般应休息3个月。以后如无症状，可逐步恢复工作与正常学习，但仍应注意不要劳累，1年内不能从事体力劳动与运动。

◎要注意合理饮食，多食新鲜蔬菜、水果，保证营养平衡。要保证有足够的睡眠与休息，避免感冒，否则易复发。反复发作可转变为慢性心肌炎、心肌病。

● **心肌梗死**

心肌梗死是冠心病中最为严重的类型，约有95%以上由冠状动脉粥样硬化所致。因冠状动脉闭塞，血流中断，导致心肌严重而持久的缺血，引起部分心肌坏死。大多发生在40岁以上的中老年人，男性多于女性。有高血压病、高脂血症、肥胖症、糖尿病、吸烟和缺少体力活动者易患。心肌梗死所致心功能不全常为急性心衰。

【预防】

◎急性患者应以流质食物为主。可食用藕粉、米汤、去油过筛的肉汤、淡茶水、红枣泥汤等。

◎绝对不搬抬过重的物品。搬抬重物时必然弯腰屏气，这对呼吸系统、循环系统的影响与用力屏气大便类似，是老年冠心病患者诱发心肌梗死的常见原因。

◎放松精神，愉快生活。

◎洗澡要特别注意。不要在饱餐或饥饿的情况下洗澡。水温最好与体温相当，水温太热可使皮肤血管明显扩张，大量血液流向体表，可造成心脑缺血。洗澡时间不宜过长，洗澡间一般闷热且不通风，在这样的环境中人的代谢水平较高，极易缺氧、疲劳，老年冠心病患者更是如此。

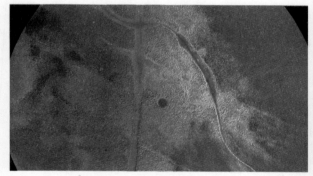

这张冠状动脉X线片显示了血管成形术。气球（橙色）已达到阻塞部位并被充气以扩张血管。

126

四 保健和护理

人体的其他组织器官在不工作时可以休息，唯独心脏不能，只要生命存在，心脏就算很疲劳甚至生病了也要坚持工作。所以，在生活中，必须对心脏保健形成足够的认识。如果能好好地保养心脏，心脏就能够在生命周期中健康地工作。

◎注意劳逸结合，避免过度疲劳、紧张和激动。保持良好情绪，放松精神。生活节奏应轻松、自然，防止任何导致精神过于紧张、兴奋的情况发生。尤其是从事脑力劳动的冠心病患者，在一天紧张工作之余，放松一下尤为必要。

◎食物应多样化，饥饱要适中，少吃甜食，粗细粮合理搭配。食盐量每天控制在 6～8 克为宜，将膳食中从脂肪中获取的热量控制在 25% 以下，不吸烟、少喝酒，少吃辛辣刺激物，每周至少进食两次鱼类。

◎积极进行体育锻炼。经常参加体育锻炼的人，心肌发达，搏动有力，每次输出量比一般人的要大，在安静状态下的心率也比一般人的慢。因此，为了使心脏健康，不妨多参加体育锻炼。

》动 脉

一 动脉的构造

动脉是从心脏运送血液到全身器官的血管。主动脉起于左心室，并逐渐分出许多大小不等的分支，分布到全身。肺动脉起于右心室，并分为左、右肺动脉后进入两侧肺组织内。主动脉把含氧较多的动脉血从左心室送到全身。肺动脉把含二氧化碳较多的静脉血从右心室送到肺脏。

二 健康讯号分析

●肿块

沿动脉行径有梭形或圆形肿块,表面光滑,有弹性,用手触摸有细微的震颤。如果压迫动脉近端,肿块会缩小,震颤和杂音也会消失。这是动脉瘤的典型症状。改变你的饮食习惯和生活方式,有规律地锻炼,戒烟,从改善健康状态,能够有效预防动脉瘤。

三 常见健康问题

●动脉硬化

动脉硬化是动脉的一种非炎症性病变,可使动脉管壁增厚、变硬,失去弹性和管腔狭小。动脉硬化有3种主要类型：细小动脉硬化、动脉中层硬化、动脉粥样硬化。

【防治】

◎最主要的饮食治疗原则是限制脂肪摄入量。摄入动物脂肪（主要含饱和脂肪酸）不宜过多，少吃肥肉及大油。可多吃一些含不饱和脂肪酸较多的鱼肉类、植物油、豆制品等。另外，少吃甜食，多吃新鲜蔬菜和水果，保证足够的维生素和钾、钙等有益营养素及植物纤维的供应，盐的摄入要适量（6～8克/天），不吸烟，少饮酒或不饮酒。

◎积极参加体育锻炼及体力活动，最佳选择是慢跑、步行、游泳等有氧运动，它对预防心脑血管疾病效果最好。合理科学的运动能增加体内高密度脂蛋白，对保护心血管有益。

◎学会放松，避免精神紧张、烦恼焦虑，生活要有规律。常用脑，但又要防止过度用脑。

◎对于有高血压、冠心病和糖尿病家族史的人，宜及时注意血压及血脂的变化，早期就采取措施。

- ●下肢动脉缺血

下肢动脉缺血病分为早、中、晚三期。早期患肢怕冷，有麻木和针刺感，接着出现行走困难；中期休息时也感疼痛，而且越是夜深人静，疼痛越剧烈；晚期足趾、足踝、足跟等末梢部位逐渐出现发黑、坏死，并在坏死的基础上发生感染，形成外侧溃烂。病人彻夜难眠，痛苦不堪。

【防治】

◎戒烟。这是因为烟草中所含的剧毒物质尼古丁进入体内，可影响人体对脂类的代谢，使血胆固醇、低密度脂蛋白升高，高密度脂蛋白下降，致使正常人动脉硬化病变加快，使动脉管腔狭窄、管壁增厚、血流量明显减少，重者可引起闭塞。

◎防止下肢受凉，以免加重缺血，宜温水洗浴。

四 保健和护理

●减少脂肪

减少脂肪是最大的问题。饱和脂肪酸很容易引起血液中胆固醇含量的增加。另外，高脂肪的食物容易使人发胖，而肥胖是引起心脏病的最主要原因之一。

●适量饮茶

经常饮茶有助于保持动脉的畅通。不论是红茶、绿茶、乌龙茶还是为女性特别精制的各种花草茶，对你的身体都会有好处。茶虽然不是一种草药，但是它能保护身体，使你免受动脉疾病的困扰。

●戒除烟瘾

吸烟会加重动脉的负担。它会增加患高血压的可能性，同时降低血液中高密度脂蛋白的含量。另外，烟草中含有的颗粒分子会使你的血液更容易凝结。戒烟的效果几乎是立竿见影的，你的血压马上就会降低。戒烟 3 ~ 5 年以后，你得动脉疾病的可能性与从不抽烟的人差不多。

» 静 脉

一 静脉的构造

静脉分深浅两种。深静脉大多和动脉伴行，如肾动脉和肾静脉；股动脉和股静脉等。浅静脉也称皮下静脉，从体表能看到或摸到。四肢浅静脉很发达，常被选择做抽血、输血或静脉注射之用，如上肢皮下的肘正中静脉、头静脉，下肢皮下的大隐静脉，颈部皮下的颈外静脉以及头皮静脉等。

二 健康讯号分析

● 红肿

腿部出现局部红肿，而且有疼痛感，在行走时疼痛会加重，要警惕是静脉炎。静脉炎发病比较突然，患肢呈凹陷性肿胀，皮肤呈暗红色，会给患者行走造成不便。浅表性血栓性静脉炎患者急性期应卧床休息，抬高患肢以减轻患肢化疗炎症水肿。患者应禁止食用任何乳制品、煎炸食物、盐腌食物及加工食品。

三 常见健康问题

● 静脉曲张

下肢静脉曲张是静脉系统最主要的疾病，也是四肢血管疾患中最常见的疾病之一。它由直立姿势对腿部静脉造成的压力所致。对于女性来说，下肢静脉曲张更是一种恼人的疾病，难看且让人不舒适的静脉曲张困扰着大约 1/3 的女性。

【防治】

◎平时多做双腿上下摆动或蹬夹练习，多做腿部按摩。

◎站立时，不要总用两条腿一起支撑全身重量，可有所侧重，让两条腿轮换休息。站立时，要经常踮起脚来，让脚后跟一起一落地活动，或经常进行下蹲

练习。上述动作都
能引起小腿肌肉强
烈收缩，减少静脉
血液积聚。

◎负重或军人
行军前，先将腿脚
垫高，用弹性绷带
将小腿绑扎起来，
能防止下肢静脉瘀

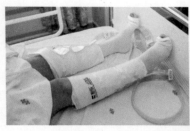

静脉曲张比较严重的患者可通过手术治疗。

血曲张。绑扎时，应从踝部向上绑扎，并尽量扎得紧
一些。

◎每晚睡觉前，要养成用热水洗脚的习惯，忌用
冷水洗脚。用热水洗脚能消除疲劳，有利睡眠，更能
活血化瘀。

四 保健和护理

◎注意劳逸结合，经常站立工作的人，最好能常
穿弹力袜套进行保护。

◎下肢静脉曲张可出现浅静脉炎症、溃疡及出血
等并发症，休息时应将患肢抬高，溃疡和出血应按医
嘱积极治疗。

◎不要自己敷药，以免细菌感染。

◎注意个人卫生，保持下肢皮肤清洁。

◎抬腿。静脉曲张是因为静脉无力将血液送回心
脏，因此抬腿有助于缓解静脉曲张。

◎穿医疗弹性袜，帮助血液进入较大且较深处的静脉。

◎垫高床尾，有助于睡眠时血液回流。

◎勿穿高跟鞋，不跷二郎腿。

◎保持理想体重，减轻下半身的负荷，可减少患静脉曲张的机会。

◎避免穿紧身衣物，如塑形内衣，以免使血液聚集在腿部。

» 淋巴系统

一 淋巴系统的构造

淋巴系统是由各级淋巴管连接淋巴结形成的网络结构。淋巴管内流动着淡黄色的淋巴液。

二 健康讯号分析

● 淋巴结肿大

淋巴结是淋巴系统的一个重要组成部分，全身约有 800 个，分布在全身各处。正常淋巴结质地软、光滑、无压痛，能活动，直径为 0.1 ~ 0.2 厘米。除在颌下、腋下、腹股沟等处偶能触及 1 ~ 2 个外，一般不易触及。

淋巴结的肿大还可出现红斑狼疮等结缔组织疾病，再如过敏反应性疾病及毒虫蜇伤等。所以，对淋巴结肿大不容忽视，特别是发现淋巴结持续肿大时更应及早请医生诊治。

三 常见健康问题

● 淋巴管炎

急性淋巴管炎是致病菌从皮肤破损或感染处经组织的淋巴间隙进入淋巴管引起的感染。如感染病灶经淋巴管侵入局部淋巴结，称为淋巴结炎。致病细菌主要是溶血性链球菌或金黄色葡萄球菌。

【防治】

◎患者需卧床休息，抬高患肢，局部外敷 50% 硫酸镁。

◎遵照医嘱肌肉或静脉注射抗生素。

◎注意个人清洁卫生，积极治疗潜在病灶，如足癣、龋齿、慢性扁桃体炎等。

◎已有脓肿形成的淋巴结要及时到医院切开引流，以免加重病情。

四 保健和护理

下面几点有助于淋巴系统更好地抵御疾病。

◎戒烟。吸烟会增加淋巴系统感染的风险。

◎戒酒。乙醇会破坏淋巴系统，因而必须戒酒。

◎锻炼。锻炼能强化免疫系统，每周有规律的锻炼，将大大改善淋巴系统功能。

◎减少类固醇。合成代谢类固醇通过改变肌肉的新陈代谢状况刺激肌肉生长，在此过程中，损伤淋巴细胞。

» 脾

一 脾的构造

脾是人体内最大的淋巴器官,位于腹腔的左上方,呈暗红色,质软而脆,当局部受暴力打击时,易破裂出血。成人脾重 100 ~ 200 克。

二 健康讯号分析

● 脾肿大

正常的脾脏一般不能摸到,如在左肋缘下扪及者,则表示脾肿大。引起脾肿大的原因有很多,如血吸虫病、慢性肝炎、黑热病、伤寒、疟疾、门静脉高压症、白血病、恶性淋巴瘤、系统性红斑狼疮等。脾肿大以后,可引起脾功能亢进,使血液中的血细胞和血小板减少。

【防治】

脾肿大一般应进行病因治疗,很少需要做外科手术切脾,因为会引发多种问题,包括会引发严重感染。但在某些严重情况下,可考虑手术切除,脾切除对以后的生活影响不会太大。脾切除后需注意以下几点:

◎术后半年内要特别注意休息,保持心情舒畅。

◎进易消化食物、富含维生素的新鲜蔬菜水果、适量含蛋白的食物。

◎注意饮食卫生。保持大便正常和通畅,避免发生肠道感染。

◎及时到医院复查，包括肝功能。切不可乱用药物或补品。

三 常见健康问题

●脾破裂

脾破裂分为自发性和外伤性脾破裂两种。自发性脾破裂很少见，多有创伤史，但这类患者的脾脏常有病变肿大，如血吸虫病、疟疾、伤寒等，引起破裂原因不明，有可能在打喷嚏、呕吐、用力排便或猛烈跳跃时引起破裂。外伤性脾

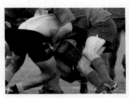

在足球和橄榄球等运动中容易发生脾损伤，因为参加者经常激烈碰撞。

破裂是因左上腹或左下胸受外力打击所致。

【治疗】

◎脾破裂后应立即采取抢救措施，包括输血和脾脏切除手术。在术前术后，需采用预防措施防止感染。

四 保健和护理

◎日常饮食护脾。生蒜泥 10 克、糖醋少许，饭前食，有醒脾健胃之功，而且可预防肠道疾病。也可用山楂条 20 克、生姜丝 5 克拌食，有消食开胃之功。

◎选用各种药粥护脾益胃。如莲子 50 克、白扁豆 50 克、薏米 50 克，或银耳 20 克、百合 10 克、绿豆 20 克，加入糯米 100 克煮粥食。

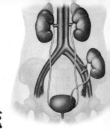

第5节　泌尿系统

» 肾

　　肾脏为成对的扁豆状器官，位于腹膜后脊柱两旁浅窝中，长 10 ~ 12 厘米、宽 5 ~ 6 厘米、厚 3 ~ 4 厘米、重 120 ~ 150 克；左肾较右肾稍大，肾纵轴上端向内、下端向外，因此两肾上极相距较近、下极较远，肾纵轴与脊柱所成角度为 30° 左右。

　　肾脏内部的结构，可分为肾实质和肾盂两部分。在肾纵切面可以看

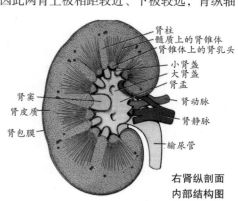

肾柱
髓质上的肾锥体
肾锥体上的肾乳头
小肾盏
大肾盏
肾盂
肾动脉
肾静脉
肾窦
肾皮质
肾包膜
输尿管

**右肾纵剖面
内部结构图**

137

到，肾实质分内外两层：外层为皮质，内层为髓质。肾皮质新鲜时呈红褐色。由肾小球和曲小管构成，部分皮质伸展至髓质锥体间，成为肾柱。肾髓质新鲜时呈淡红色，由 10 ~ 20 个锥体构成。肾锥体在切面上呈三角形。锥体底部向肾凸面，尖端向肾门，锥体主要组织为集合管，锥体尖端称肾乳头，每一个乳头有 10 ~ 20 个乳头管，向肾小盏漏斗部开口。

二 健康讯号分析

● 腰部突发剧痛

腰部突然发作剧烈疼痛，疼痛从患侧腰部开始沿输尿管向下腹部、腹股沟、大腿内侧、睾丸放射，可持续几分钟或数十分钟，甚至数小时不等。此症状多见于肾绞痛，而且发作时常伴有恶心呕吐、大汗淋漓、面色苍白、辗转不安等症状，严重者可导致休克。一旦痉挛或梗阻解除，症状会很快缓解。

肾绞痛的急性发作，大多为有肾结石病史或过于劳累、高温作业、野外活动、出汗太多而喝水少的人。所以平时工作和生活要注意劳逸结合，并保证身体摄入足够的水分。

三 常见健康问题

● 急性肾炎

急性肾炎是一种由于感染引起的两侧肾脏弥漫性肾小球损害为主的急性疾病，本病的特点是起病较急，在感染后 1 ~ 3 周内出现血尿、蛋白尿、红细胞管形、水肿、少尿、高血压等系列临床表现。

【治疗】

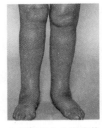

急性肾炎的典型症状为蛋白尿、低血清蛋白和严重的浮肿（组织中充满液体）。

◎休息是本病康复的一大关键。轻症者可轻微活动，出现明显水肿、高血压者应卧床休息，当水肿消退、血压正常才能适当活动。活动后尿检若情况异常加重，仍要卧床休息。一般需 1 ~ 2 个月，诸症消除后，才能恢复正常活动。

◎本病起因多为外感风寒、风热等，所以避免患者吹风受寒，有利于痊愈而防止其加重。

◎饮食上，应视病情轻重程度而给予无盐或有盐饮食。水肿期应限制饮水，进水量每日以尿量加 500 毫升为宜；原则上宜给予低蛋白饮食，初起少尿期成人每日摄入量在 30 ~ 40 克，小儿依体重计算酌减。饮食以清淡、易消化为原则，以新鲜蔬菜、水果为主（如冬瓜、马兰头、荠菜、西瓜等），适当加以赤小豆、鲫鱼等。忌食辛辣刺激之物及海鲜。

● 肾结石

肾结石是发生于肾盏、肾盂、肾盂输尿管连接部的结石。结石常见于一侧肾，可单发和多发，其大小不一，小者如泥沙。

【防治】

◎多饮白开水。多饮水使尿液得到稀释，钙和草酸的浓度就会降低，形成不了草酸钙结石。

◎合理补钙。肾结石患者往往"谈钙色变"，错误地认为肾结石的元凶是钙。其实不然，肾结石患者也需要补钙，以减少形成肾结石的概率。

◎勿过量服用鱼肝油。鱼肝油富含维生素D，促进肠膜对钙磷吸收的功能，骤然增加尿液中钙磷的排泄，势必产生沉淀，容易形成结石。

◎多食黑木耳和黑胡椒。黑木耳和黑胡椒中富含多种矿物质和微量元素，能对各种结石产生强烈的化学反应，使结石剥脱、分化、溶解，排出体外。

◎少吃草酸盐含量高的食物。含草酸盐高的食物有番茄、菠菜、草莓、甜菜、巧克力等，过高的草酸盐摄入也是导致肾结石的主要原因之一。

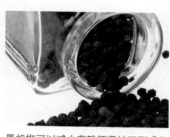

◎少吃豆制品。大豆食品含草酸盐和磷酸盐都高，能同肾脏中的钙融合，形成结石。

◎睡前慎喝牛奶。睡眠不好的人，睡前喝杯牛奶有助于睡眠。但在睡眠后，尿量减

黑胡椒可以减少草酸钙肾结石形成的风险。

少、浓缩，尿中各种有形物质增加。而饮牛奶后 2 ～ 3 小时，正是钙通过肾脏排泄的高峰。通过肾脏的钙量在短时间内骤然增多，容易形成结石。因此肾结石患者，睡前就不应喝含钙高的牛奶。

四 保健和护理

如果没有正常的肾，我们的生活质量将大大下降，就谈不上幸福与快乐。所以平时我们一定要多关注我们的肾。

◎在饮食上要注意，不要过多地进食高蛋白、高钠饮食。高蛋白饮食是加速肾功能损害的重要因素，老年人应格外注意。

◎尽量不用或少用有损肾脏的药物，避免或减少与毒性强的各种毒物接触。

◎戒烟忌酒。

◎注意卫生。妇女月经期、妊娠期、产褥期等尤要注意个人卫生，预防尿路感染。养成良好的习惯，切忌强忍小便。

◎定期检查身体。特别是尿液化验、肾功能化验，以及早发现和诊治各种肾脏疾病。

◎提倡健康性生活。洁身自爱，预防性病危害肾脏。

◎加强锻炼。体格瘦弱修长者，要加强锻炼，提高腰腹肌收缩力，预防肾下垂。

◎要有充足的睡眠，保证精力充沛。

» 输尿管

一 输尿管的构造

输尿管位于腹膜后，是肌肉黏膜组成的管状结构，上起自肾盂，下终止于膀胱三角。女性输尿管长为 25 ~ 28 厘米，男性输尿管全长 20 ~ 30 厘米。

二 健康讯号分析

● 腰痛

经常有腰痛、腰酸的感觉。如果伴有尿频、尿急、尿痛，要警惕是输尿管炎的可能，平时要饮食宜清淡为主，注意卫生，合理搭配膳食做好预防和保健工作。如果疼痛还伴有面色苍白、出冷汗、恶心、呕吐，有可能是输尿管堵塞，一旦症状明显需要及时就医，以免对肾脏造成损伤。

三 常见健康问题

● 输尿管结石

输尿管结石绝大多数来源于肾脏，包括肾结石或经体外震波后结石碎块降落所致。输尿管结石能引起梗阻和扩张积水，并危及患肾，严重时可使肾功能逐渐丧失。

【治疗】

治疗的宗旨不仅是解除病痛、保护肾脏功能，更重要的是找到病因，防止结石复发。

◎住院治疗。包括一般治疗、结石病因治疗、体外冲击波、燧石、腔内治疗、外科手术治疗等。

◎饮水疗法。每日进水量 2000～3000 毫升，炎热夏季增加到 4000～5000 毫升，大汗后还得增加，至少保持每日有 2000 毫升以上排尿量。可饮用磁化水，该水容易溶解结石。

◎饮食治疗包括以下几种方法：

（1）多吃含有维生素 A 的食品，例如猪肝、鸡蛋，以及新鲜白菜与水果。

（2）少吃含钙丰富的食物，例如海带、黑木耳、豆类、苋菜、牛奶、芹菜、紫菜、海鳗、南瓜子、干红枣等。

（3）少吃含草酸丰富的食物，例如菠菜、芹菜、可可、咖啡、甜菜、草莓、橘子、白薯、红茶等。

（4）少吃容易引起尿酸盐、胱氨酸增多的食物，例如动物内脏、海产品、豆角、花生等。

四 保健和护理

结石形成的原因是多方面的。一项研究表明，精神压力大也能导致输尿管结石形成。如今，人们的工作、生活节奏较快，精神压力相对增大，这增加了结石发生的可能性。日常保健注意以下几点。

◎养成多饮水的习惯，特别是临睡前饮一大杯水，以保证夜间有足够尿量，有条件者可饮用含矿物质少的磁化水。

◎增加饮食中的纤维素，减少食盐、精制糖、蛋白质的摄入量，必要时还需减少钙的摄入，少吃动物内脏及油腻食物。

◎保持情绪乐观，适时调整心态，舒缓紧张的心情。

◎要多活动，即便是因病卧床的患者也应勤翻身。

》膀 胱

一 膀胱的构造

膀胱是贮存尿液的囊性器官，其大小、形状、位置和膀胱壁的厚度均随尿液充盈程度而异。成人正常容量为 300 ~ 500 毫升，最大容量可达 800 毫升。空虚的膀胱位于小骨盆内，呈三棱锥形，前上部称膀胱顶，后下部呈三角形，称膀胱底，顶、底之间为膀胱体。当膀胱充盈时呈椭圆形，可超出小骨盆腔与腹前壁接触，触诊时可在腹下部摸到。

二 健康讯号分析

● 尿失禁

尿失禁是由各种原因引起的间断和持续性不自主溢尿、膀胱功能受累的结果，本质上是膀胱贮尿功能障碍的表现。暂时性尿失禁的原因包括：尿路感染、急性精神错乱性疾病、药物反应、抑郁症等。长期性尿失禁的原因包括：中风、痴呆、骨盆外伤、尿道括约肌损伤、骨髓炎、前列腺炎或前列腺增生、膀胱炎。

很多尿失禁患者，对治疗过于恐惧，或是害怕手术，宁愿吃成药或一再拖延，也不愿意接受正规的治疗。有些情况特殊的严重疾病，甚至会拖延到尿完全排不出来，引发尿毒症，甚至全身性感染而危及生命。

事实上，尿失禁及早就医是有可能痊愈的，即使有部分疾病无法痊愈，但至少也可以减轻尿失禁的情况，或是不再恶化。

三　常见健康问题

●膀胱炎

膀胱炎是一种常见的尿路感染性疾病，占尿路感染总数的 50% ~ 70%。诱因有结石、异物、肿瘤，以及由于神经系统疾病产生的排尿功能障碍等。致病菌以大肠杆菌和变形杆菌最为多见，链球菌、葡萄球菌次之。膀胱炎可分为急性、慢性。

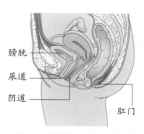

女性的尿道较短，所以容易罹患膀胱感染。

【预防】

◎患者需适当休息，注意营养，忌食刺激性食物，热水坐浴可减轻症状。膀胱刺激症状明显的患者可服用解痉药物缓解症状。

◎喝足够的水是预防膀胱炎的关键。把每天喝

6 ～ 8 杯的白开水当作是健康饮食的一部分，并且把酒精和咖啡因的摄取量降到最低。

◎不要养成憋尿的坏习惯，每隔两三个小时就应该排尿一次。

◎在膀胱炎发作期间，不要有性行为，因为那将使炎症更恶化，而且还有可能把病传染给伴侣。

● 尿潴留

膀胱内积有大量尿液而不能排出，称为尿潴留。引起尿潴留的原因很多，一般可分为阻塞性和非阻塞性两类。

【防治】

◎注意休息，防止过劳，慎避风寒。

◎加强会阴部肌肉锻炼，如做肛门和尿道括约肌的收缩动作锻炼，长年坚持。及时治疗咳喘、便秘、膀胱及尿道的各种疾病。

◎经常食用炒绿豆芽、鲜拌莴苣、泥鳅炖豆腐等。

◎患者可温水坐浴，或用热水袋热敷下腹部，刺激膀胱肌肉收缩。

● 膀胱结石

膀胱结石多数在膀胱内形成（原发），少数来自肾。好发于 10 岁以内的男孩；在老年人中，膀胱结石常由前列腺肥大引起梗阻所致。

【治疗】

◎小的结石可经尿道自行排出，较大的结石不能自行排出者可行膀胱内碎石术。碎石方法有体外冲击波碎石和电磁冲击碎石、超声波碎石及碎石钳碎石、激光碎石等。膀胱炎症较重者，宜于手术前置放导尿管引流数日，并用抗生素，待炎症缓解方可手术取石。

四 保健和护理

◎在每次外出前，最好先解决一下排尿的问题。

◎无论是工作、学习还是开会，都应该有一个"中场休息"时间，让自己"方便"一下。

◎在憋了一段时间的尿之后，除了要尽快将膀胱排空外，最好的方法就是再补充大量的水分，强迫自己多排泄几次，这对膀胱来说有冲洗作用，可以避免膀胱内细菌滋生。

» 尿 道

一 尿道的构造

男性与女性尿道的构造和功能不完全相同。女性的尿道比男性尿道短、宽而且较直。长约5厘米，直径约0.8厘米，仅有排尿功能，位于耻骨联合后下方与阴道前壁之间。而男性尿道兼有排精通道功能。它起于膀胱内的尿道内口，止于阴茎头的尿道外口，全长 16～20 厘米。

二 健康讯号分析

●红色小便

如果是暂时性的小便颜色变红，可能是食源性因素所致，如吃了甜菜根或胡萝卜。一些带有天然色素的蔬菜水果，比如甜菜根、山莓和胡萝卜，都会使尿液呈现红色。但是，不用担心，尿液变红的现象只是暂时的，多喝几杯开水尿液颜色就会慢慢恢复正常。

● **黄色小便**

如果小便呈深黄色，可能是食物或药物染色。食胡萝卜、南瓜等，服维生素 B_2、大黄等中西药过程中，可出现尿液变黄的情况，停止服用后症状即可消失。

三 常见健康问题

● **尿道结石**

尿道结石绝大多数来自膀胱和肾，结石可停留于尿道前列腺部、球部等处，少数原发于尿道狭窄近侧或尿道憩室处。男性的尿道结石常与包皮过长、包茎等同时存在。

【治疗】

◎治疗舟状窝结石。可滴入无菌液状石蜡后，用钳子取出。如尿道外口狭小者，需先在局部麻醉下切开。

◎治疗前尿道结石。注入无菌液状石蜡，以手指向尿道口方向轻轻挤压排石，必要时用钳取石或碎石，或嘱患者用力排尿，常可冲出结石；如不能排出，则宜将结石先推入膀胱，继做膀胱切开取石。应尽量避免在阴茎尿道处

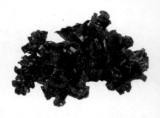

在使用药物治疗尿道结石的同时，可以配合食疗，如多食用木耳，可以有效帮助身体排出结石。

切开取石，以免发生尿道瘘及尿道狭窄。

● 排尿困难

引起排尿困难的原因多种多样，但总的来讲可分为两种类型：一类为尿道机械性梗阻引起的排尿困难，如老年人的前列腺增生、前列腺纤维化，中年人的尿道狭窄、尿道结石嵌顿等。引起中年人尿道狭窄的因素也很多，如尿道炎、尿道外伤、结石等。另一类是动力性梗阻引起的排尿困难，主要原因是膀胱排尿压力降低，膀胱逼尿肌收缩同尿道括约肌开放不协调。

【治疗】

◎无症状者不需治疗，轻度排尿困难可保守治疗，如有严重的排尿困难，应及早手术治疗。

◎及时排尿，避免膀胱过度充盈，忌大量饮酒。

◎应用雌激素或酚苄明。

◎可以放置导尿管或在耻骨上做膀胱造瘘术。

四 保健和护理

◎有尿意不要忍，及时排尿才不至于对泌尿系统产生挤压作用。

◎不要经常冲洗外阴。阴道本身的酸碱平衡和正常菌群容易因反复冲洗而被破坏，经常冲洗还会造成依赖。

◎女性注意经期卫生，经期勤做卫生工作。

◎注意性交卫生，性生活前双方都应清洗外生殖器，性生活后女方要排尿一次。

◎尽量不吃辣、煎炸等刺激食品。

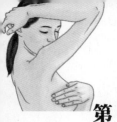

第6节 女性生殖系统

» 乳 房

一 乳房的构造

　　成年女性因有发育增大的腺体，乳房呈半球形，或为轻度下垂的半锥形。其上缘起自第二肋骨，下达第五肋骨水平，外侧缘至腋前线，其外上方向腋部延伸，呈一尖形突出，称为乳房"尾部"。乳腺后面与胸大肌筋膜之间的疏松结缔组织连接，使其得以相对固定但又能移动。乳房中心是乳头。

二 健康讯号分析

　　●两侧乳房大小不一样

　　其实这不是严重问题，大多数女性两边乳房或多或少都有点不对称，就像人的左脸与右脸也无法做到完美对称一样。只要平时多做做运动会有所改变。但是其中一侧乳房的大小突然发生改变，需要提高警惕，一旦发现，立即就医，做到发现疾病及早治疗，消除健康隐患。

● 乳房常有分泌物

乳房有分泌物是一类常见问题。大多数哺育过的女性在乳头周围受到挤压时都会产生液体。但当下面的情况发生时，最好去医院做检查：经常出现分泌物，且只出现在一侧乳头；没有受到外界刺激，自发出现分泌物；分泌物中有血。一旦乳头有血样的分泌物，是比较严重的问题，45% 是乳管内乳突瘤，其他原因包括纤维囊肿、乳管扩张或是怀孕末期症状等，也有 15% 的可能是乳腺癌。

三 常见健康问题

● 乳腺炎

乳腺炎是指乳腺的急性化脓性感染，是产褥期的常见病，是引起产后发热的原因之一，最常见于哺乳妇女，尤其是初产妇。

【防治】

◎避免乳汁淤积。

◎防止乳头损伤，有损伤时要及时治疗，切忌粗心大意。

◎不要给孩子养成含乳头睡觉的习惯。很多母亲在给孩子喂养母乳的时候，总是习惯于让孩子含着乳头睡觉，这是导致哺乳妇女乳腺炎的重要原因。

◎多吃粗粮。多吃全麦食品、豆类和蔬菜，控制动物蛋白的摄入，同时注意补充适当的微量元素。微量元素硒是抗癌之王，能有效抑制癌细胞！

四 保健和护理

乳房是大是小、是尖挺或浑圆都取决于遗传基因，除非进行外科手术，否则乳房的形状是难以改变的。无论是做体操还是涂化妆品都无法改变，但是我们至少可以采取某些手段，使之保持坚挺而美丽，以下两点注意事项可作为养护乳房的参考。

● 保持正确的身姿

脊柱伸直、肩部后压、收腹——真令人难以置信，在这种姿势下，乳房竟然立刻就抬高了好几厘米。坐与行时，注意自己的姿势，哪怕仅仅是出于体形的考虑，也是值得的。

● 停止对乳房的伤害

激进的饥饿疗法或单调片面的饮食习惯都是极有害的。这样会使脂肪组织迅速减少，剩下的只是松弛的皮肤。想减肥的人，为了一对美丽的乳房，也应该循序渐进地食用一些合适且营养丰富的食物。

» 卵巢

一 卵巢的构造

女性有两个卵巢，位于子宫两侧，呈椭圆形，约核桃大小。成熟女性其卵巢外观呈灰白色，组织柔软。卵巢位于输卵管的下方，卵巢外侧以漏斗韧带连于骨盆壁，内侧以骨盆卵巢固有韧带与子宫相连。

二 健康讯号分析

●痛经

痛经是女性生理期普遍存在的现象，如果还有月经过多，则要怀疑是否是子宫内膜异位症。而卵巢是子宫内膜异位症最常发生的部位。在子宫内膜异位中，外在型子宫内膜异位发生在卵巢的概率为80%。

导致子宫内膜异位的病因很复杂，研究已证实的是，不良的健康习惯是元凶。因此，平时不要在经期进行性生活，尽量避免做人工流产。还应注意调整自己的情绪，保持乐观开朗的心态，同时禁止一切剧烈的运动及重体力劳动。

三 常见健康问题

●卵巢囊肿

简单直观地说，卵巢囊肿就是指卵巢内部或表面生成肿块，肿块内的物质通常是液体，有时也可能是固体，或是液体与固体的混合。卵巢囊肿的体积通常比较小，类似豌豆或腰果那么大，也有的囊肿长得像垒球一样，甚至更大。对于体积较大的囊肿当然应该引起重视，因为我们的卵巢本身也不过核桃般大小。

【防治】

卵巢囊肿对于身体的危害以及如何对它进行治疗，取决于它的性质。对30岁以上的女性来说，即使没有任何不适，每年都应体检一次，包括进行妇科检查。

如果发现卵巢囊肿，则应进一步检查，以明确是功能性囊肿还是肿瘤性的囊肿，以采取不同的治疗方法。

◎一般来说，如囊肿直径小于 5 厘米，又无证据提示肿瘤的话，多为功能性囊肿，可以 2～3 个月检查一次，以后再根据情况调整检查间隔时间；若 4～6 周后缩小或未增大，则为功能性囊肿的可能性较大。若囊肿继续增大，尤其大于 5 厘米，或者突然下腹部阵发性绞痛，则可能是肿瘤性囊肿或发生了囊肿扭转或破裂，应手术探查以确定其良恶性，必要时进行手术切除，千万不能掉以轻心。

四 保健和护理

◎保养卵巢、避免早衰的重点主要是从生活方式上提早预防。比如产后用母乳喂养，哺乳时间尽量延长。在生活习惯方面，女性要坚持经常喝牛奶，摄入鱼、虾等食物及经常锻炼身体，特别要注意在公共场所和家庭中减少被动吸烟，从而避免过早绝经给女性健康带来的危害。特别是重压之下的白领女性，要学会自我情绪调节。情绪轻松愉快时，脉搏、血压、胃肠蠕动、新陈代谢都处于平稳协调状态，体内的免疫活性物质分泌增多，抗病能力增强，卵巢健康才能得到保障。女性要正确对待发生的心理冲突，可以外出旅游、找朋友聊天来及时宣泄不良情绪。生活单调是许多疾病形成的原因之一，建立文明、健康、科学的生活方式对于提高身体素质、防止积劳成疾至关重要。合理安排生活节奏，做到起居有常、睡眠充足、劳逸结合，培养广泛的兴趣爱好，工作之余养花植树、欣赏音乐、练习书法、绘画、打球等，可以怡人情志、调和气血，利于健康。

» 子 宫

一 子宫的构造

子宫是由肌肉组成的器官，依靠4对韧带、盆底肌肉和筋膜的支托作用，以维持正常位置。子宫壁有3层，外面一层由腹膜覆盖，为浆膜层；中间为肌层，是主要的也是最厚的一层；最里面的一层是内膜层。

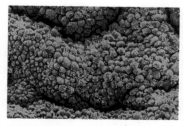

这张扫描图显示了子宫壁的增厚，这种情况常发生于月经期的后半阶段。

二 健康讯号分析

●贫血

月经量过多导致的贫血，也可能是子宫肌瘤、功能失调性子宫出血、子宫癌或其他子宫疾病的症状。

●下腹急性或慢性疼痛

提示有子宫肌瘤或者其他严重的盆腔疾病。例如急性盆腔炎或子宫内膜异位症，应立即去看医生。

● **大小便困难**

大小便比较困难，当大笑、咳嗽、腰背痛时出现尿外溢，这可能提示有子宫脱垂。子宫脱垂是指子宫从下腹的正常位置下降。严重的话，子宫可脱出阴道外。在新生儿体重超过 3.6 千克的中年妇女中，这种情况最常见，但也可发生于无生育史的妇女中。

三 常见健康问题

● **子宫肌瘤**

生长在子宫内或表面的肌瘤是良性肿瘤者，肌瘤在肌肉和纤维组织中生长。肌瘤的大小是变化的，通常生长缓慢，它可发生在子宫腔内、子宫壁或子宫表面。20% 以上的妇女发病年龄在 35 岁以上。

【防治】

◎ 防止过度疲劳，经期尤须注意休息。

◎ 多吃蔬菜，水果，少食辛辣食品。

◎ 保持外阴清洁，干燥，内裤宜宽大，若白带过多，

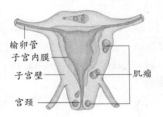

输卵管
子宫内膜
子宫壁
肌瘤
宫颈

肌瘤长在子宫壁内，由形成子宫内壁的那些肌肉组织构成。肌瘤可能是一个，也可能是多个同时出现。

应注意随时冲洗外阴。

◎确诊为子宫肌瘤后，应每月到医院检查1次，如肌瘤增大缓慢或未曾增大，可半年复查1次；如增大明显，则应考虑手术治疗，以免严重出血或压迫腹腔脏器。

◎如果月经量过多，要多吃富含铁质的食物，以防缺铁性贫血。

◎不要额外摄取雌激素，绝经以后尤应注意，以免子宫肌瘤长大。

四 保健和护理

●青春期的子宫保健

适龄婚育，切忌早婚早育。研究资料显示，女性过早婚育，由于子宫发育尚未完全成熟，不但难以担负起孕育胎儿的重任，不利于优生，而且易使子宫不堪重负，容易罹患多种疾病。比如少女在分娩时比成年女性更易发生难产，子宫破裂的机会显著增多，产后也更易出现子宫脱垂。

●生育期的子宫保健

除产前检查外，一般可每半年或一年到正规医院进行一次妇检，尤其是检查生殖器部位的病灶，不必害羞回避，应如实回答医生询问。子宫是许多妇科病发源地之一，如子宫肌瘤、子宫体癌、宫颈癌、宫脱、糜烂、子宫内膜异位等。一旦发现都必须系统彻底治疗，万万不可大意。

●绝经期的子宫保健

女性进入绝经期后，子宫虽已经退役，但并非万事大吉，保健工作依然不可松懈。一般说来，老年期遭受癌症之害，可能性大增，表现在老年女性身上，就是宫颈癌发病危险上升。故老年女性仍需要注意观察来自生殖系统的癌症警号，如性交出血等。

» 阴 道

一 阴道的构造

阴道是女性性器官，也是排出经血和胎儿娩出的通道。阴道富于伸展性，是富有弹性的肌肉通道。普通阴道长度一般为 7 ~ 10 厘米，开口于阴道口。阴道由黏膜、肌肉层和外膜组织组成，连接子宫和外生殖器。

二 健康讯号分析

●分泌物异常

伴有异味的阴道分泌物增加，有烧灼感、瘙痒和疼痛，提示可能有阴道炎；不正常的阴道分泌物、出血和（或）在阴道任何部位有硬块，则可能患有阴道癌；有长时间的下腹痛伴发热、月经失调、异常分泌物和（或）性交痛，则可能患有盆腔炎。

三 常见健康问题

●阴道炎

阴道炎是阴道黏膜及黏膜下结缔组织的炎症，是妇科门诊常见的疾病。正常健康妇女，由于解剖学及生物化学特点，阴道对病原体的侵入有自然防御功能，当阴道的自然防御功能遭到破坏，则病原体易于侵入，导致阴道炎症。

【防治】

◎经过治疗，大多数阴道炎患者都可治愈，但有些人容易复发。为了避免阴道炎复发，平时最好穿宽松透气的衣裤，避免紧身裤、牛仔裤等衣着。此外，内裤最好是棉质的，洗后在太阳下晒干。

◎月经来潮时宜使用消毒棉垫，要格外注意避免细菌感染。卫浴设备须注意清洁，避免多人共享，以减少感染的概率。

四 保健和护理

◎清洁是保养之始。只要清洁恰当，就可避免感染与其衍生的病变问题。健康的阴道平时用温水清洗即可。

◎日常生活护理也很重要。如厕后有些女性会使用面纸甚至餐纸擦拭私处，实际上这些纸可能含有香料或特殊添加物，因此都不适合，建议务必使用卫生纸，并在

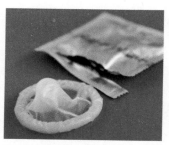

性生活时使用橡胶避孕套，也能减少细菌对阴道的伤害。

腹泻时使用阴部专用湿巾做好完整清洁。至于清洁动作，则务必由前往后擦才行。

» 外 阴

一 外阴的构造

"外阴"是一个人体构造名词，医生用这个词来描述女性外生殖器。它包括阴阜、大阴唇、小阴唇（也称为内、外"唇"），以及阴蒂。

二 健康讯号分析

● 外阴性状异常

阴唇内侧可以看到有小米粒大小的淡红色疹子，两侧对称，分布均匀，假性湿疣。

外阴皮肤增厚，颜色多为暗红色或粉红色，中夹杂有界限清晰的白色斑块，此情况多见于外阴白色病变，外阴白色病变一般发生于 30 ~ 60 岁的女性，主要症状是外阴奇痒难忍，抓破以后伴有局部疼痛。如果发现有外阴白斑，应当去详细检查治疗。有外阴白色病变的人，更要保持外阴部位的清洁干燥，不要用肥皂或其他刺激性药物清洗外阴，也不要用手去搔抓，不要吃辛辣的食物，衣服要宽大，不要穿不透气的人造纤维内裤。

三 常见健康问题

● 外阴损伤

外阴损伤是女性常见的症状之一。其发病原因多数为骑跨式跌伤，如骑男式自行车时意外的急刹车，或上下车时阴部遭到猛烈碰撞，外阴部位受到暴力打击，等等。在这种情况下，外阴部会有严重的挫伤，可有疼痛，能见到皮下瘀血或血肿。

【防治】

◎由于初次性交引起的处女膜裂伤，大多程度较轻或仅有少量出血，可以自愈，不需治疗。

因性交或外伤引起外阴及阴道明显损伤时，均应立即缝合止血。

◎分娩引起的会阴、阴道裂伤与处理分娩的技术是否熟练和正确有一定关系。分娩结束后应仔细检查，如有裂伤，应按原来的解剖关系逐层修补缝合。

四 保健和护理

◎清洗外阴。清洗的顺序是先由外向内，再由内向外。即从大阴唇内侧开始，向内清洗小阴唇、阴蒂周围及阴道前庭。注意清洗尿道口、阴道口周围间隙，它们是细菌最常隐藏的地方。然后，清洗大阴唇外侧、阴阜、大腿根部内侧，最后清洗肛门。

◎勤换内裤。内裤要经常换洗，洗外阴和内裤最好用专用盆。另外，女性要避免穿太紧的内裤。如果内裤穿得过紧，内裤与外阴和肛门及尿道口频繁摩擦，肛门处的病原体可以通过内裤污染到外阴、尿道，容易造成泌尿系统或生殖系统的感染。

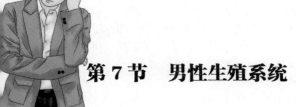

第7节 男性生殖系统

》睾丸

一 睾丸的构造

睾丸是微扁的椭圆体,表面光滑,分内、外侧面,前、后缘和上、下端。前缘游离,后缘有血管、神经和淋巴管出入,并与附睾和输精管下段(睾丸部)相接触。睾丸随着性成熟迅速生长,老年人的睾丸随着性功能的衰退而萎缩变小。

二 健康讯号分析

● 睾丸萎缩

一般情况下,阴囊受到过冷的刺激会出现收缩现象,这是正常的。医学上的睾丸萎缩,是指睾丸原先是正常的,后出于某种原因,才逐步萎缩变小,大多数能引起不育。病毒感染、损伤或撞击、内分泌疾病、药物影响等因素均可引起病理性的睾丸萎缩。运用药物醋酸可的松、氯米芬(克罗米芬)、维生素 E 等可有很好疗效。此外,也可采用中药疗法、针刺疗法等。

三 常见健康问题

● 睾丸扭转

生活中，睾丸扭转并不罕见，不同年龄均可发生，但以青少年发病率最高。如果对此病认识不够或拖延了治疗，就可能因睾丸坏死被切除，使男性在几小时内便丧失一个性腺。即使睾丸不切除可以保存，也常因缺血过久，睾丸产生精子和内分泌功能受到破坏，出现睾丸萎缩。严重缺血者的睾丸还影响附睾的生精作用。

【治疗】

日常生活中，不少男性朋友对睾丸扭转麻痹大意，疼痛时一忍再忍，以致延误了早期治疗。个别人因此丧失生育能力，酿成终生不幸。因此，青春期及其前后的男子如突然出现阴囊肿胀、疼痛，尤其是青少年，应考虑到睾丸扭转的可能，要及时去医院泌尿外科检查诊治。睾丸扭转的早期，用徒手复位即能获得良效。但发病时间一长，只能手术治疗。此外，如果不幸发生睾丸扭转，治疗后要请医生做精液常规检查，以了解患侧睾丸及附睾的功能。

● 睾丸疼痛

睾丸是男性生殖和维持正常性功能的主要生殖器官，非常娇嫩，比别的部位更加敏感。睾丸疼痛的原因有很多，譬如感染、外伤、肿瘤等。睾丸疼痛大体上可分为急性的持续疼痛和慢性的经常性疼痛。

【治疗】

◎可做镇静和止痛的对症治疗。必要时可采用精索普鲁卡因封闭治疗,这样可以阻断神经痛的痛源和大脑痛觉中枢之间的恶性循环。有些人稍有不适也能诱发睾丸的疼痛,这时完全是心理作用。

◎患者千万不要自己乱用药,最好及早找专科医生求治,以免贻误病情。

● 睾丸炎

睾丸炎通常由细菌和病毒引起。常见的致病菌是葡萄球菌、链球菌、大肠杆菌等。

【治疗】

◎细菌性睾丸炎通常采用普鲁卡因青霉素或庆大霉素治疗,肌肉注射,连用5～7日。待炎症有所控制后,改用口服抗菌药物,例如头孢菌素、复方新诺明或氧氟沙星(氟嗪酸)等。

◎外用药物:赤小豆粉和鸭蛋清混合后外敷阴囊可减轻疼痛和帮助睾丸消肿。

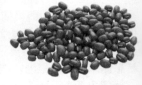

◎饮食上应该多吃新鲜蔬菜与瓜果,增加维生素C等成分的摄入,以提高身体抗炎能力。少吃猪蹄、鱼汤、

赤小豆有利水消肿、排毒的作用,对睾丸炎有辅助治疗作用。

羊肉等所谓的"发物",以免引起发炎部位分泌物增加、炎症进一步浸润扩散和加重症状。

四 保健和护理

睾丸有两个功能，一是产生精子，二是产生性欲。睾丸分泌睾丸激素，这种激素使男性产生性欲。需要明确的是，睾丸激素更多的作用在于促进产生性欲，而不是直接导致勃起。为了保护这重要的"弹丸之地"，在日常保健中需要做到以下几点。

◎内裤要宽松透气。能保持睾丸的自然形状的内裤是最好的，要穿四角裤，这远比紧身三角裤好。

◎"坐"班族要加强体育锻炼。每天坐着超过 10 小时更容易患睾丸癌。

◎自己检查睾丸，它应该摸起来像一个坚实的煮鸡蛋，光滑而结实，但不坚硬，任何肿块和坚硬区都要注意，不能忽视。

◎减少脂肪性食物。脂肪含量高的饮食会干扰睾丸激素的产生。

» 输精管与射精管

一 输精管与射精管的构造

输精管左右各一，长 35 ～ 45 厘米，外径在 2 毫米左右，管内腔直径细小，不足 1 毫米。

二 健康讯号分析

● 射精异常

性交时有射精感觉和性高潮，但无精液自尿道外口射出，此种症状常见于逆行射精。逆行射精是指在射精时，有性高潮和射精感觉，精液逆流入膀胱，而不从尿道外口排出。正常射精是在神经支配下，使尿道口内括约肌关闭而外括约肌松弛的协调来完成的。凡是使尿道口内括约肌和尿道口外括约肌协调功能发生障碍，都会使精液逆行至膀胱。

三 常见健康问题

●不射精

不射精是指在性交过程中，阴茎能够勃起坚硬，但在出现性高潮时，不能射精或不能在女性阴道内射精，达不到性高潮，在阴茎勃起一段时间后，就慢慢变软下来而恢复正常。不射精分为原发性不射精和继发性不射精两种。原发性不射精是指勃起的阴茎从未能在阴道内射精；若过去有性交射精，而现在丧失在阴道内射精的能力，则为继发性不射精。

【治疗】

◎麻黄素。其具有兴奋中枢作用，提高性兴奋，可使精道平滑肌收缩，从而使射精加速。无效时应停药，改其他方法治疗。但高血压、冠心病患者禁用。

◎新斯的明。对因坐骨海绵体肌、球部海绵体肌无力所致的不射精症有效。有哮喘者禁用。

◎性激素。对伴有性欲减退、勃起不坚或持续时间较短的患者，可短期使用绒毛膜促性腺素、甲基睾丸酮等治疗。

◎左旋多巴。它能降低催乳素水平和提高血液中肾上腺素水平，从而达到兴奋大脑皮质的作用，可收到性交射精的效果。

●血精

血精是男性生殖系统疾病之一，指精液中混有血液。根据病变的性质不同，含血量的多少，可表现为肉眼可见血精、含血凝块，或仅在显微镜下有少量的红细胞。

男性见到血精后，往往十分恐惧，认为血液和精液一起排出，病情一定很严重，会影响生育能力，引起不育症。其实，这不能一概而论，要根据具体情况具体分析。

【治疗】

◎出现血精，应当到医院的男科、泌尿外科进行检查。B超、CT检查有助于发现前列腺精囊的病变，待确诊以后，再考虑服用中药或西药。首先要治疗引起血精的原发病，精囊炎、前列腺炎可采用抗菌消炎治疗，急性期可静脉点滴广谱抗生素，待病情稳定后再口服抗生素。以1：5000的高锰酸钾温液坐浴，经会阴或直肠进行局部透热疗法或用热水袋热敷等方法，均可改善局部微循环，促进炎症消退。每周进行精囊前列腺按摩1次，促使精囊内液体排出。精囊炎经积极治疗，痊愈后血精消失，对生育就不会产生明显的影响。在血精消失前应停止性生活。

◎因结石、精索静脉曲张、肿瘤等引起的血精，应考虑手术等相应的治疗。全身性疾病引起的血精，应积极治疗原发病。

四 保健和护理

输精管与射精管是男性生殖系统中很重要的"管道"，也易于发生阻塞或相关问题，而一旦出现问题，可能导致不育的严重后果。日常保健中应注意以下几点。

◎禁欲或纵欲都是不健康的方式。有些人忍精不射，长期如此，便会造成逆行射精等后果。

◎增强体育锻炼，有助于调节生殖系统和性器官的功能。

◎加强饮食调理，忌吃辛辣食物。

» 阴 囊

一 阴囊的构造

阴囊是一皮肤囊袋，位于阴茎的后下方。阴囊的皮肤薄而柔软，有少量阴毛，色素沉着明显。阴囊是由多层组织所构成的，自外向内分别为皮肤、肉膜、包被睾丸和精索的被膜。阴囊是腹壁延续形成的，由中间的隔分为两个囊。每一囊内有睾丸、附睾及精索。正中嵴即阴囊缝，是胚胎生殖隆起的融合线。

二 健康讯号分析

● 阴囊瘙痒

阴囊瘙痒是十分常见的问题，多发于青年。主要是因为阴部皮肤受到汗液浸渍、内裤摩擦等影响，体内缺乏维生素 B_2，由真菌引起的阴囊炎，以及阴囊部位出现神经性皮炎、湿疹等所致。

三 常见健康问题

● 阴囊坠胀

阴囊坠胀常使许多男性朋友苦不堪言。造成阴囊坠胀的原因是多方面的，有些是由疾病如睾丸肿瘤、睾丸炎、附睾炎、附睾结核、鞘膜积液、精索静脉曲张、腹股沟斜疝等引起的，也有些是非疾病状态引起的。

【防治】

◎非病态引起的阴囊坠胀，大都不需处理。增强体质，合理调节性生活，避免剧烈运动、过久地站立、行走和穿过于紧身的裤子，都有助于预防或缓解阴囊坠胀不适。症状严重者，可在医生指导下给予处理，如佩戴阴囊托等。

● 阴囊湿疹

阴囊湿疹是男性常见的性器官皮肤病，不是性传播性疾病，俗称"绣球风""胞漏疮"等，十分顽固。患者常因挠抓、不适当刺激引起疼痛或继发感染。本病分急性、慢性两种。

【防治】

◎内服抗组胺类药物，如氯苯那敏（扑尔敏）、阿司咪唑（息斯敏）等，病区皮肤清洗干净后涂氟轻松、曲安西龙（去炎松尿素软膏）等。

四 保健和护理

男人的阴囊的皮肤很松、很薄，无比娇嫩。局部不通风、湿度大，外加天气炎热，汗水浸渍潮湿，极易发生多种皮肤疾病。如湿疹、皮炎、癣等。因此在日常生活中需注意以下几点。

◎保持阴囊干爽。最好坚持天天洗澡，尤其注意清洗阴囊缝，必要时可以涂些吸汗的痱子粉。

◎避免长期穿着紧身内裤和牛仔裤，否则会人为地造成对阴囊与睾丸的过紧束缚。特别是在炎热的夏季，透气性差会使局部散热不良，引起阴囊温度升高而导致疾病。

◎已经患有湿疹等各种皮肤病的人，应及时去医院诊治，可使用类固醇类药膏。应克制挠抓的欲望，避免刺激患处，否则可能会一再复发。

◎对疾病要有正确认识，及时就医，消除恐惧情绪，切莫将其与性病相提并论，以免徒增忧虑。

◎改善饮食结构，少吃辣椒等刺激性强的食物，还要禁酒。这对于防治男性阴囊疾病也有好处。

◎经常用手按摩阴囊，可以改善睾丸的血液循环，加强抗病能力。

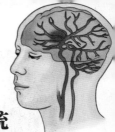

第 8 节　神经系统

» 脑

一　脑的构造

　　脑是中枢神经系统的主要部分，位于颅腔内。分为大脑、小脑和脑干 3 部分。大脑是神经系统最高级部分，由左、右两个大脑半球组成。小脑的内部由白质和灰色的神经核所组成。脑干包括间脑、中脑、脑桥和延髓。

二　健康讯号分析

●头痛

　　我们的日常生活中，头痛的发病率奇高，给患者造成很坏的影响，发作时患者头痛难忍，心烦意乱，完全没有办法进行正常的工作和生活。

　　头痛是指额、顶、颞和枕部的疼痛。头痛是一个常见症状，大多无特异性，且为全身性疾病的一个症状，随原发病的好转而缓解。头痛亦可是严重疾病的症候，例如高血压动脉硬化病人若头痛突然加剧，尤其是合并呕吐时，应警惕脑出血的发生。

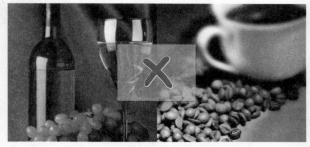

头痛有许多的诱发因素，包括酒精、咖啡、吸烟、紧张和过敏。控制可引起头痛的物质的摄入量，采取一些减压方法，可以大大减少头痛的发作次数。

三 常见健康问题

● 脑血栓

脑血栓脑血管病分出血性和缺血性两种，出血性的称脑出血，缺血性的称脑血栓或脑梗死。脑血栓是脑血栓形成的简称。它是在脑动脉内膜病变的基础上，在血液黏稠度增多、血流缓慢、心律失常等因素的作用下，使脑动脉管腔狭窄或完全阻塞，导致言语不利等局限性神经功能障碍的一种多发和常见疾病。病情严重者可逐渐恶化，出现意识障碍，甚至发生脑癌，危及患者生命。

【治疗】

◎脑血栓需要急诊处理，迅速处理有时可减轻并防止疾病进一步发展。特别是最初几个小时中，医生会首先给患者吸氧,同时输液以保证大脑必需的营养。

◎进展性脑血栓患者应给予抗凝剂如肝素等。但这些药物在完全性脑血栓中是无效的，也不能用于高血压和脑出血患者。

◎为了减少急性脑血栓造成的脑组织肿胀和颅内压力增高，可以用甘露醇，偶尔也可用皮质类固醇。

◎恢复期应继续加强瘫痪肢体功能锻炼和语言功能训练。除药物外，可配合使用理疗、体疗和针灸等。此外，可长期服用抗血小板聚集剂，如双嘧达莫（潘生丁）或阿司匹林等，有助于防止复发。

●脑出血

脑出血，又叫脑溢血，指脑实质内的血管破裂引起大块性出血。约80%发生于大脑半球，其余20%发生于脑干和小脑。它多发生在40～70岁的人，其中50岁以上的人发病率最高，占93.6%。但近年来发病年龄有愈来愈年轻的趋势。因此做好脑出血疾病的防治是非常重要的。

【治疗】

◎防止继续出血，加强护理和对症治疗。有躁动不安和抽搐者应据病情给予镇静药和抗癫痫药。血压应保持在20.0～21.3千帕/12.0～13.3千帕。降低颅内压，控制脑水肿，防止脑疝。防止并发症。必要时外科手术治疗。

◎必须早期发现，及时治疗。做到定期检查，采取服药措施。降低或稳定血压，防止血压突然增高。

◎发现动脉硬化，必须早期治疗，降低血脂及胆固醇，以保持血管的弹性。

◎精神必须乐观。避免精神紧张和疲劳，防止动脉硬化和血压上升。

◎注意劳逸结合，合理安排工作，保证足够睡眠，避免过劳过累。

◎饮食必须清淡，少食动物脂肪或胆固醇含量高的食物，也不宜过多食糖。可多吃豆类、水果、蔬菜和鱼类等，尤其对血压较高、动脉硬化、高血脂者更为重要。

四 保健和护理

脑保健的方法很多，但最易忽视而又极为重要的是如何科学地用脑，以免用脑过度，长时间用脑过度会导致脑细胞受损与记忆衰退。

◎体育锻炼。体育锻炼会促进大脑健康，这是因为体育锻炼增强了心血管功能，大脑因而从血液中获得更多氧气和营养成分。

◎避免高血压。高血压会造成许多严重后果。大约40%的脑出血是由高血压引起的。高血压还降低思维速度，使人迟钝，损害记忆等。因而避免高血压也是保持大脑健康的方式。

◎多吃鱼。鱼类含有丰富的不饱和脂肪酸（比肉类高10倍），这是健脑的重要物质。尤其是海鱼中含有的促进神经细胞发育物质，健脑作用更佳。

　　◎宜食蒜和葱。蒜和葱中都含有一种叫前列腺素A的物质，能舒展小血管，促进血液循环，降低血压，具有较好的健脑功能。

» 周围神经

一 周围神经的构造

　　神经系统包括中枢神经和周围神经两部分。中枢神经包括脑和脊髓，分别位于颅腔和椎管内。周围神经广泛分布于全身，包括脑神经、脊神经和自主神经3部分。

二 健康讯号分析

　　● 四肢麻木

　　四肢麻木也是较常见的一种症状，患病和药物均可引起。其中神经炎就是导致四肢麻木的一种疾病。神经炎最常见的病症即四肢麻木、肌肉萎缩、四肢无力。发病期间要积极进行药物治疗并卧床休息，同时要加强护理，勤翻身以防止褥疮及肺内感染。

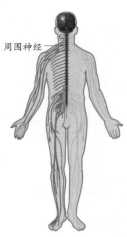

周围神经

中枢神经系统（CNS）由脑和脊髓组成，外周神经从身体传导信号到中枢神经。

三 常见健康问题

●周围神经损伤

周围神经损伤可引起严重的肢体功能障碍，甚至留下终身残疾。神经损伤者务须及早进行神经修复，建议患者尽量在有条件的医院找专科医生做显微外科修复手术。

【治疗】

◎开放性损伤。对锐器伤或清洁伤口，做一期神经缝合；对火器伤或污染伤口，待伤口愈合后3～6周后做二期神经修复。

◎闭合性损伤。神经受压、牵拉或挫损，早期做骨折及关节重定，神经功能多能自行恢复；如1～3个月无恢复，则需手术检查。

◎晚期神经损伤。争取3个月内修复，伤后1年以上的病例，也应积极修复。

◎根据神经损伤的时间、性质、程度和范围，可分别行神经松解、减压，缝合修复或行神经移位或移植，或后期行功能重建术。

●坐骨神经痛

坐骨神经痛并不是一种病，而是常见的临床症状。很多疾病都可引起坐骨神经痛。通常我们所说的坐骨神经痛是指沿坐骨神经通路及其分布区发生的疼痛。

【治疗】

◎症状较重时，应适当卧床休息，体位不受限制，睡硬板床更为适宜。卧床期间可进行双下肢持续或间断牵引。

◎治疗法有局部按摩、理疗、针灸、推拿等，均有疗效。

◎药物治疗可口服消炎止痛药。外用剂有代温灸膏、天和骨痛、寒痛乐等。神经阻滞疗法是最为有效的方法之一，通过

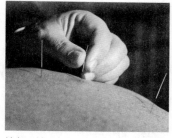

针灸已被反复证明能有效治疗坐骨神经痛。

注射镇痛液可作用于坐骨神经周围而发挥治疗作用。一般每周 1 次，1 周后可重复 1 次。

四 保健和护理

神经系统非常容易受到伤害，而且，一旦神经系统受到损伤往往会导致整个人体系统瘫痪，后果非常严重。因此，加强神经系统的自我保健是十分必要的。

◎在日常生活中，要注意加强营养，蛋白质、维生素、无机盐等丰富的食物都能促进神经系统的发育及功能的完善。

◎注意加强体育锻炼，特别是动作、速度、耐力、灵活性、敏捷性和反应性运动有助于神经系统功能的提高。

◎注意合理安排作息制度，生活有规律，劳逸结合，睡眠充足，习惯良好，提高学习工作效率，防止过度疲劳。

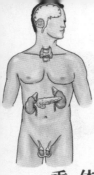

第9节 内分泌系统

» 垂体

一 垂体的构造

垂体是全身内分泌腺中最复杂、最重要的一个，但它的体积最小，约为一颗黄豆般大小，前后径为 8 ～ 11 毫米，横径为 10 ～ 16 毫米，高度为 5 ～ 6 毫米，重量只有 0.4 ～ 1.1 克。

二 健康讯号分析

● 头痛

头痛可由多种原因引起，如果头痛的同时还伴有闭经、视力减退，可能是由垂体瘤的病症表现。

垂体瘤系良性腺瘤，相

激素分泌神经元
（神经细胞）

视丘下部
激素分子
毛细血管

垂体后叶

垂体前叶将激素分子释放到身体血液循环中

循环系统中的激素

脑下垂体的结构

脑下垂体有 2 部分（前叶和后叶）。脑下垂体通过神经纤维杆和血管与视丘下部相连，激素从前叶流出，后叶则负责处理遗留的激素。

当常见，约 10 万人中即有 1 例，近年来有增多趋势。据研究，垂体瘤约占颅内肿瘤的 12%。一般垂体瘤手术效果比较好，痊愈后可参加正常工作，所以患者不必担心。术后加强营养，多食新鲜的、高蛋白质的食物，增强体质，能使病后机体早日康复。

三 常见健康问题

● 肢端肥大症

肢端肥大症是一种罕见的成人病，是垂体分泌过多生长激素所致。儿童体内产生过多生长激素，则形成巨人症。肢端肥大症患者的某些骨头慢慢地长得异常宽阔，同时软组织增厚，不仅手脚增大，以致戒指和鞋变得紧窄，而且容貌会变形——面貌变得粗鲁，皮肤增厚，下颌凸出，牙齿间隔增大。患者声带增粗，声音因而变得低沉；心脏、肾脏和其他内脏可能增大。此外，肢端肥大症患者还有多汗，感到头痛和疲乏的症状。这些症状有时变化得相当缓慢，以致发病多年也没引起注意。

【治疗】

◎垂体分泌过多的生长激素，通常是肿瘤引起的。最常用的治疗方法是动手术切除肿瘤；在某些病例中，放射治疗也有效。

◎预防本病的重点在于早期发现，因此对生长过速及增高显著的可疑患者，要定期和及早检测血 GH 浓度。

四 保健和护理

可以根据医学专家以下几个方面的建议在日常生活中进行保养。

◎体育锻炼。坚持有规律的体育锻炼能对垂体的分泌以至整个内分泌系统起到多样化的作用。

◎充足的睡眠。常被打断睡眠会降低激素的变化程度，因此保证稳定而充足的睡眠应当成为生活中应注意的重要事项。

» 甲状腺

一 甲状腺构造

甲状腺是人体内最大的内分泌腺，位于颈部前下方气管两侧，分左右两叶，中间有峡部相连。正常人的甲状腺重 25 克左右。

二 健康讯号分析

● 脖子肿大

脖子肿大是地方性甲状腺肿的典型特征。由于碘是人体合成甲状腺激素不可缺少的重要原料，缺碘就会使身体内的甲状腺激素合成不足，导致促甲状腺激素的增多，刺激甲状腺不断增生、肥大，形成甲状腺肿，俗称大脖子病。

为防止此病的发生，生活在缺碘地区的人们应坚持长年使用合格的加碘食盐。平时要多食用海带

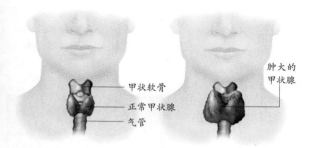

甲状软骨

正常甲状腺

气管

肿大的
甲状腺

左边是正常的甲状腺，右边是肿大的甲状腺。甲状腺的重量通常不大于 28 克，但肿大的甲状腺可为正常体积的数倍，使得颈部有明显膨胀，这种情况叫作甲状腺肿。甲状腺肿可由一些药物的副作用、碘缺乏或肿瘤所导致

等。人体的碘 80% ～ 90% 来自食物（海带等），10% ～ 20% 来自饮用水（自来水和矿泉水）。当然，碘也不可摄入过多，以免引发甲状腺功能亢进。

三 常见健康问题

●地方性甲状腺肿

由于碘是人体合成甲状腺激素不可缺少的重要原料，缺碘就会使身体内的甲状腺激素合成不足，导致促甲状腺激素的增多，刺激甲状腺不断增生、肥大，形成甲状腺肿，俗称大脖子病。

【防治】

◎生活在缺碘地区的人们应坚持长年使用合格的加碘食盐。

◎多食用海带等。人体的碘 80% ~ 90% 来自食物（海带等），10% ~ 20% 来自饮用水（自来水和矿泉水）。当然，碘也不可摄入过多，以免引发甲状腺功能亢进。

● 甲状腺功能亢进

甲状腺功能亢进症（简称甲亢）较常见，它是由于甲状腺功能过度活跃，分泌过多的甲状腺素，引起氧化过程加快，代谢率增高的一种常见内分泌疾病。其发病与精神创伤、自身免疫、遗传、感染、环

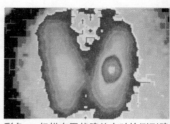

彩色 γ 扫描在甲状腺的右叶检测到腺瘤（显示为红色和白色）。这种良性肿瘤腺使甲状腺分泌过多的甲状腺激素，导致甲状腺功能亢进。

境污染等有关。多数甲亢起病缓慢，亦有急性发病，发病率约为 31/100000。

【防治】

◎注意休息，减少能量消耗，减轻心脏负担。

◎凡精神紧张、容易激动或伴失眠时，可服用镇静剂，如安定、奋乃静或巴比妥药物治疗。

◎凡有心悸、心动过速者可应用普萘洛尔（心得安）、利血平等药物，减慢心率，改善部分症状，但要防止心率减得过慢，血压降得太低，必须密切观察，

调节剂量。

◎使用抗甲状腺药物治疗时，主要选择甲硫氧嘧啶、丙硫氧嘧啶、甲巯咪唑和甲亢平等，一般在2周后生效。

◎注意饮食。甲亢时甲状腺激素分泌过多，促进脂肪、蛋白质等营养物质代谢，加速氧化。机体产热与散热明显增多，基础代谢率异常增高，所以每天必须增加能量，才能补充体内的能量消耗。

四 保健和护理

生活中，如果常常觉得很疲劳，老是忘东忘西，或是常觉得心情低落，那就得小心是不是甲状腺出了问题。当处于压力较大、身体或心理负担较重，以及过了中年以后，甲状腺比较容易出现分泌失调的问题，所以生活中要注意保养。

◎药物控制。甲状腺失调虽然对身心状况有许多不良影响，但是一旦发现，是可以用药物控制的。医生建议过了中年或是觉得自己有甲状腺失调的症状时，最好要做促甲状腺激素血液筛检，通过这项血液筛检，医生和患者都可以更清楚甲状腺的状况并对症下药。

◎手术切除。基本上，甲状腺疾病的治疗以服药为主，当病情严重时也可能会需要将腺体切除。

◎培养好的作息。医生建议，保养甲状腺是一辈子的事，平时最好不要熬夜、不要太劳累，避免作息不正常，并且注意自己是否有甲状腺失调的症状，超过 50 岁的男性则应每年定期做筛检。

» 肾上腺

一 肾上腺的构造

肾上腺是人体重要的内分泌腺之一，位于肾的上方，左右各一。左侧肾上腺呈半月形，右侧的似三角形，一般左侧肾上腺比右侧略大，总重为 10 ~ 20 克。

二 健康讯号分析

● 高血压

肾上腺出现问题，高血压是为最常见的症状，因血压波动较大，常有头痛、头昏症状出现。

如果还有皮肤苍白尤其是脸色苍白，心动过速，四肢及头部有震颤出汗、无力，有时可有胸闷气急、恶心呕吐现象小出现，要警惕是肾上腺嗜铬细胞瘤的可能，要就是就医。

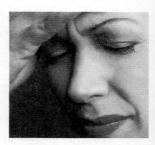

肾上腺嗜铬细胞瘤表现为头痛以及强烈的焦虑感。这种由肾上腺良性肿瘤所引起的症状可导致肾上腺素分泌过量，如果不予以治疗，可能危及生命。

三 常见健康问题

● 肾上腺皮质功能减退症

原发性肾上腺皮质功能减退症亦称艾迪生病，是由肾上腺皮质萎缩或被破坏引起皮质醇或醛固酮缺乏所致。这类患者可有性欲衰减的表现，睾酮合成减少、精子生成障碍，而发生少精症或无精症。

【防治】

◎须去除原发病，如不能去除原发病者可予激素替代治疗。

◎用皮质类固醇治疗。通常口服泼尼松（强的松）。病情严重者应往静脉输送氢化可的松，然后服用泼尼松片。

◎注意饮食调节。多吃富含营养，容易消化的食品；补充盐分，每日至少摄入 10 克以上的盐，如有大汗、腹泻等情况，还应酌情增加。

四 保健和护理

要维持肾上腺的功能良好，必须注意以下几方面。

◎避免神经紧张。婚姻不和、工作环境恶劣、生病、不受尊敬或寂寞的感受等所引起的长期精神负担，它们对肾上腺都是有害的。

◎补充营养。多喝牛奶，可辅助肝功能，进而促进肾上腺功能。补充维生素 D、B 族维生素、维生素 C、胡萝卜素等营养素，都能减轻肾上腺的压力。

◎注意饮食。避免使用酒精、咖啡因、烟草，这些物质对肾上腺具有高度的毒性。也应避免脂肪、油炸食物等食品。这些物质均增加肾上腺的压力。

◎多吃新鲜果蔬，以及绿叶菜类。

◎适度运动。适度的运动有助于刺激肾上腺的功能。

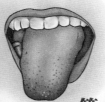

第 10 节　感受器及其他

» 皮　肤

一　皮肤的构造

皮肤由表皮、真皮和皮下组织构成，并含有附属器官（汗腺、皮脂腺、指甲、趾甲）以及血管、淋巴管、神经和肌肉等。

二　健康讯号分析

● 皮肤瘙痒

如果感觉局部或全身皮肤瘙痒，可能是皮肤瘙痒症。

皮肤瘙痒症患者皮肤上无任何原发皮损，而自觉瘙痒。发病常与季节有关。分泛发性和局限性两种。局限性皮肤瘙痒以阴部、肛周多见。皮肤瘙痒症是典型的气象过敏症，易发于冬、春、秋三季，尤以冬季为多。诱发的原因，一是寒冷，二是干燥。而中老年人内分泌功能减退，皮脂腺萎缩，皮脂分泌减少，皮肤得不到滋润更易发痒。

● 皮肤苍白

如果脸色或皮肤苍白，说明整体健康状况不佳，可能是血液循环不畅或营养不良所致。

贫血、先天性心脏病、慢性肺病、造血功能不良者，都会在皮肤上有所反应，尤以脸部的肤色最为明显。

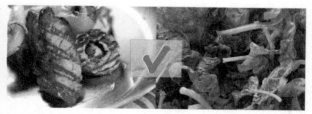

贫血患者可多食含铁丰富的食物，包括红肉、绿色多叶蔬菜、干豆、干杏、梅干、葡萄干、杏仁、海藻、欧芹、全部谷物、山药。

三 常见健康问题

● 皮肤皲裂

手脚皲裂多发生于严寒的季节与比较寒冷的地带，常见于成年人手脚肌肤。发生皲裂伴有干痛，俗称"裂口疮"。

【防治】

◎洗手、洗足、洗脸时，要尽量少用肥皂或药皂，因为皮肤表面的油脂是保护皮肤的，油脂洗得太彻底，皮肤就容易干燥及开裂。冷天还应适当减少洗的次数。洗后要立即擦干，并涂搽油脂，保护皮肤的滋润。护肤的油脂种类很多，如凡士林、甘油等。

◎平时要多做些室外活动，经常摩擦手、脸，活动手足关节，促进血液循环，增强皮肤的耐寒能力。

◎注意饮食营养。维生素 A 有促进上皮生长、保护皮肤、防止皲裂的作用,可多吃富含维生素 A 的食物,如胡萝卜、豆类、绿叶蔬菜、鱼肝、牛奶等。我们还应适当多吃脂肪类、糖类食物,可使皮脂腺分泌量增加,减少皮肤干燥及皲裂。

◎有手足癣、角化过敏合并皲裂,除了用抗皲裂药还可同时合用新型抗真菌药,如派瑞松、联苯苄唑乳膏、孚琪、环利软膏等。有皲裂湿疹者,除了用抗皲裂药外,还可合用激素软膏,如尤卓尔(丁酸氢化可的松)、氯氟舒软膏、艾洛松软膏等。

四 保健和护理

●保证睡眠

皮肤也需要适时地休息和呵护。皮肤的代谢在晚间最为旺盛,其血液供应也是在睡眠时最为充足。此时人体的肌肉、内脏器官尤其是消耗系统处于相对瓶颈的状态,而皮肤血管则完全开放,血液可充分到达皮肤,为其提供充足的养分和氧气。皮肤在血液的供应下,进行自身的修复和新生,起到预防和延缓皮肤衰老的作用。所以,皮肤的美丽实际上是在睡眠中孕育的。如果错过了睡眠时间,皮肤就会受损,变得干涩、粗糙、多皱等。

●选择适合不同皮肤类型的食物

◎油性皮肤。宜选用碳水化合物食物及富含维生素的新鲜蔬菜和水果。不宜吃含脂肪量多的食品、油炸食品及奶酪类食品。

◎干性皮肤。宜选用含脂肪高的食物及富含维生素E的食品。不宜吃有刺激性的食品。另外，要多喝水。

◎有色素沉积的皮肤。宜多吃富含维生素C的食物，如蔬菜、水果、海带等。要少吃酸性食物，如蚕豆、面包、火腿、油炸食品、花生、乳酪、啤酒等，要尽量避免刺激性食物。

》眼 睛

一 眼睛的构造

眼睛的结构可分为3部分：眼球、视觉通路（主要为神经组织）和眼附属器（包括眼睑、眼外肌、泪器等）。

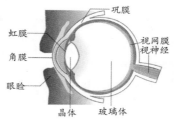

眼球侧面

二 健康讯号分析

● 眼睑色红

如果眼睑皮肤色红、微肿，并有透明小水泡，可能是患上了眼睑单纯疱疹。这是由于感染了单纯疱疹病毒所致。

如果眼睑潮红湿烂，并有结痂，可能是患有眼睑

189

湿疹。这是眼睑皮肤的过敏性炎症，多与身体其他部位的湿疹同时发生。

● **角膜色黄**

如果近角膜处黄色较深，黄染明显，可能是由食物或药物引起的。如食用大量胡萝卜素或叶黄素，或服用大量阿地平。

三 常见健康问题

● **睑腺炎**

睑腺炎（也被称作麦粒肿）是位于睫毛根部、涉及睫毛毛囊或者睑板腺（眼睑结膜下的小皮脂腺）的局限性感染。一个人可以同时有一个以上的睑腺炎。起初由于渗液，睑腺炎多表现为红肿和疼痛。

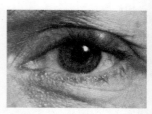

在眼睑上的睑腺炎是一个红色肿块，与红色丘疹或疖子差不多，通常充满脓液。睑腺炎是由睫毛根部的油脂腺感染所引起的，通常是葡萄球菌，它从眼睑的皮肤进入睫毛毛囊，从而引发感染。

睑腺炎也能引起渗液、对光线过敏和眼部异物感。患病几天后，睑腺炎通常会分泌液体，1周左右自行痊愈。没有痊愈的就会发展为睑板腺囊肿（大量的颗粒状物质），此时眼睑的油脂腺发炎，阻塞。

【预防】

◎良好的卫生习惯可以减少患睑腺炎的风险。在接触眼睑之前先洗手，清洗掉眼睑过多油脂和渗出液有助于预防感染。如果你患有结膜炎，眼睑的感染可能会导致睑腺炎，故需咨询医生。

【治疗】

不要试图挤压睑腺炎，让其自行破溃排空。

◎药物治疗。如果睑腺炎不能消退或者复发，必须使用抗生素眼霜或者眼药膏来控制可能存在的潜在感染。

◎水疗法。治疗的第一步是热敷。将面巾用温水浸湿敷在眼睑处保持 10 分钟，每天 4 次，直到睑腺炎破溃排空。

◎切开手术。如果睑腺炎很大，医生可能会建议切开引流以消除感染。

四 保健和护理

◎眼睛进了异物怎么办？不要使劲揉眼睛，冲洗眼睛是为了除去眼睑、结膜囊内、角膜浅层的异物或酸碱等化学物质，冲洗时可用左手食指和拇指分开上下眼睑。冲洗液可用 0.9% 生理盐水、3% 硼酸水、抗生素溶液等。在酸碱化学烧伤的急救时甚至可用自来水或河水，将面部浸入水中，翻开眼睑摇动头部或连续做睁眼、闭眼动作数十分钟。

◎眼睛干涩如何处理？日常生活注意眼保健，如平时注意精神放松，感到眼睛疲劳时进行适当休息；办公桌、计算机的监视器放置在不受阳光直接照射的地方，同时保持房间一定的湿度。发现眼睛不适，要及时去眼科就诊。如果是眼镜或隐形眼镜不适引起的视疲劳，可根据眼科检查结果重新配置适合的眼镜。

◎食用对眼睛有益的食物。猪瘦肉、禽肉，动物的内脏、鱼虾、奶类、蛋类、豆类等含有丰富的蛋白质，而蛋白质又是组成细胞的主要成分，组织的修补更新需要不断地补充蛋白质。

» 耳 朵

一 耳朵的构造

耳朵是听觉和位觉（平衡觉）的感觉器官，由外耳、中耳和内耳3部分组成。外耳和中耳的功能是传导声波，内耳具有感受声波和头部位置变动刺激感受器的作用。

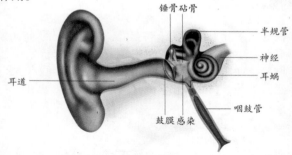

锤骨砧骨
半规管
神经
耳蜗
咽鼓管
耳道
鼓膜感染

耳由外耳道、中耳和咽鼓管（平衡耳部和咽喉部的压力）组成。当咽鼓管发炎或者阻塞的时候，中耳发生感染，阻止液体流出。

二 健康讯号分析

● 耳鸣

耳鸣是指人们在没有任何外界刺激条件下所产生的异常声音感觉。如感觉耳内有蝉鸣声、嗡嗡声、嘶嘶声等单调或混杂的响声，实际上周围环境中并无相应的声音，也就是说耳鸣只是一种主观感觉。耳鸣可以短暂或持续性存在。严重的耳鸣可以扰得人一刻不得安宁，令人十分紧张。如果是短暂性忽来忽去的耳鸣，一般是生理现象，不必过分紧张，可听之任之。如果是持续性耳鸣，尤其是伴有耳聋、眩晕、头痛等其他症状，则要提高警惕，尽早就医。

有些耳鸣可能是某种疾病的先兆，如注射链霉素后发生耳鸣，说明已发生耳中毒；高血压患者发生耳鸣或原有耳鸣加重，常提示血压升高；奎宁、水杨酸等药物久服也会导致耳鸣；鼓膜内陷、混浊、粘连、穿孔、鼓室积脓、鼻咽部肿瘤等都会发生耳鸣，所以发生耳鸣且持续时间长时要及时就医，以免贻误病情。

三 常见健康问题

● 耳痛

外耳道炎和急性中耳炎是耳痛的常见病因。前者外耳道红肿，局部压痛明显，张口时耳痛加剧；急性中耳炎时耳痛呈跳痛状，鼓膜穿孔后，脓液流出，耳痛明显减轻。

【防治】

可尝试下列缓解耳痛的方法。

◎抓着耳朵摇动一会儿，若未觉疼痛，则问题应该是在中耳，反之，则感染可能发生在外耳道。

◎咀嚼口香糖，让肌肉活动有利于打通耳咽管。

◎坐立姿态有助于消肿，促使耳咽管开始滴流。吞咽也能缓解疼痛，睡觉时最好稍微垫高头部，以利滴流。

◎保持温暖，能减轻疼痛。可将吹风机置于距离耳朵的 5 ~ 10 厘米处，让暖气进入耳朵。

◎吸一大口气，捏住鼻子，然后将空气挤入鼻腔内，当你听到啪的一声，耳内与耳外的压力就会平衡了。

◎保持耳朵内外压力平衡，潜水游泳时避免使用过紧的耳塞、头套潜水衣，以免在下降时阻碍压力的平衡。

● 中耳炎

中耳炎，俗称"烂耳朵"，是鼓室黏膜的炎症。病菌进入鼓室，当抵抗力减弱或细菌毒素增强时就产生炎症，其表现为耳内疼痛（夜间加重）、发热、恶寒、口苦、小便红或黄、大便秘结、听力减退等。如鼓膜穿孔，耳内会流出脓液，疼痛会减轻，并常与慢性乳突炎同时存在。

【防治】

◎弄湿耳朵后，应将外耳向上及向外拉，使耳道伸直，再以吹风机向耳内吹 30 秒，可避免为细菌及霉菌提供适合其生存的湿热环境。

◎勿清除耳垢，适度的耳垢可防潮并为有益菌提供栖身处。

◎保持耳道的干燥，可以棉花蘸点凡士林，轻轻地塞入耳道入口处，有助吸收耳朵内的水分，使耳道干燥。

◎患中耳炎时若想游泳，应将头露出水面，减少水进入耳内的机会。

◎使用止痛剂暂时止痛，但仍应就医。

◎使用消毒酒精、白醋等，在每次弄湿耳朵后充当干燥剂。使用方式是侧着头将上述液体滴入耳朵，晃动头部，使其抵入耳道底部，再偏另一边使其排出。

四 保健和护理

常见保健方法有以下几点。

◎对健康不利的东西不听，如噪音、爆破音等。长期生活在噪声环境中的人，听觉会受到影响，并容易患神经衰弱、高血压等疾病。如果突然暴露在极强的噪声下，鼓膜会破裂出血，使人失去听觉。遇到巨大声响时，应迅速张开口，使咽鼓管张开，或闭嘴、堵耳，以保持鼓膜两侧大气压力平衡。

◎听的时间过长，容易使听神经疲劳，听力下降。如听的声音太大、太强对听力损害更大。尤其使用耳机者，既要防止听的时间太长，也要防止声音太大。

◎有耳毒性的药物如链霉素、卡那霉素、庆大霉素和氯霉素等，容易引起药物性耳聋，应尽量不用或少用。

◎不少人耳痒时，常用牙签、火柴棒、头发夹等硬物挖耳道，容易损伤耳道，引起外耳道发炎等，应当纠正。耳痒可用酒精棉签洗擦，必要时到医院耳科检查处理。

◎鼻咽部有炎症时，要及时治疗，避免引起中耳炎。

◎不让污水进入外耳道，避免外耳道感染。

» 唇

一 唇的构造

唇分上唇和下唇两部分。上、下唇则又各自可分为3部分：皮肤部（白唇）、红唇部（突出于前方的部分）和黏膜部（一般位于口内，外观光滑、湿润）。

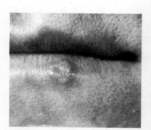

二 健康讯号分析

● 唇长有水疱

唇疱疹，又称热疱，由I型单纯疱疹病毒引起，具有高度传染性。经常出现在口唇边缘，但也可以发展到下颌、鼻下或指尖。

如果唇上出现成簇的小水疱，可能是受病毒感染引起的，如疱疹性口炎，这是由于唇上感染了疱疹病毒而发病的。5岁以下的儿童经常患此病，多见于6

个月至 2 岁的幼儿，尤其是机体抵抗力较低的婴幼儿。

三 常见健康问题

● 口唇皲裂

口唇皲裂指口唇出现裂隙或裂沟，古称"唇燥裂"，多发生在秋季，是维生素 B_2 缺乏及阴虚火旺的症状。

口唇皲裂好发于下唇，可生出皮屑和鳞片，色泽也可改变。嘴角裂口疼痛常影响张口活动，有时，甚至说话和吃饭都会受到一定影响，连笑也不敢笑。严重者还可皲裂至深部，形成唇裂伤，极易出血。

【防治】

◎发生口唇干裂后，最好不要用舌头去舔，越舔越干，使口唇干裂加重。

◎天气寒冷或风大时，外出戴上口罩，可保持口唇湿润。

◎平时要注意多喝水，多吃蔬菜、水果，以补充体内充足的水分和维生素，能有效地防止口唇干裂的发生。

◎可在洗脸后，在口唇上涂些油脂，如搽脸油或 50% 甘油（即纯甘油兑等量水混合后使用）外搽等，也能防止口唇干裂。

◎口唇干裂最好的处理方法是：先将局部用温水清洗干净，然后，用金霉素眼膏，或防裂膏或油脂搽在口唇裂缝处，每日 3～4 次。

◎可以服用一些维生素 B_2，或复合 B 族维生素，每日 3 次，维生素 C 每次 2 ～ 3 片，每日 3 次；维生素 AD（即鱼肝油丸）每次 2 粒，每日 3 次，以及服用维生素 E 等。

四 保健和护理

◎先把唇部干裂的死皮清除掉，同时也便于唇部充分吸收滋润的养分。但唇、眼皮肤都只有脸部皮肤厚度的 1/3，去角质时得小心。如果选用磨砂膏等磨砂类产品，则要特别轻柔地按摩，温和去除唇部死皮。或用热毛巾敷唇 3 ～ 5 分钟，随后用软毛牙刷或棉棒轻轻擦去死皮即可。

◎去完角质后，必须涂一层润唇膏。涂润唇膏可不能早晨涂一次就了事，最好随身携带，觉得干了就补一补。

◎抽烟会造成唇色暗淡、嘴唇发干，所以尽量不抽。

◎不要用舌头舔唇部，出现翘皮更别撕扯。嘴唇干裂时吃一根胡萝卜，效果立竿见影。当然还要多多喝水。

» 舌

一 舌的构造

舌是口腔中一个重要的肌性器官，它附着于口腔底、下颌骨，舌骨呈扁平而长形。舌的上面称舌背，下面称舌底，舌背又分为舌体与舌根两部分，以人字沟为分界。

二 健康讯号分析

● 舌苔厚腻

如果舌苔厚腻，是食积的征兆。

食用过多的大鱼大肉和辛甘味厚的食物，会引起消化功能障碍。如果食物不能被完全消化吸收或排泄，舌面上就会长出厚腻的黄色舌苔。但这不是"上火"的表现，所以切忌乱服泻药。

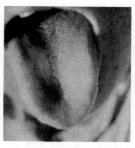

舌苔厚腻

● 舌色淡白

如果舌色淡白，舌质稍嫩，舌面滋润，是身体虚弱的征兆。

长期患有慢性疾病、贫血都可导致身体虚弱。中医认为气血虚弱，或兼有阳气虚弱，是寒证的表现。

三 常见健康问题

● 舌苔剥脱

如果舌苔剥脱如地图状，剥脱片大小不等，这大多是与脾胃消化功能有关系。医学上将这种舌头称为"地图舌"，要以治疗、调理脾胃消化功能为主。

【防治】

◎若患者有饥饿感而不思饮食，大便干结等现象，是脾胃阴虚的表现，应该多吃一些具有养阴生津的食物，如小米、麦粉及各种杂粮和豆类及豆制品。

◎若患者食欲减退，消瘦，或稍一活动就出汗甚多，是脾胃气虚的表现，应吃一些能够健脾益气的食物，如山药、扁豆、莲子、红枣，既能健脾益气，又能和胃。

◎脾胃功能不好的人饮食要注意忌口，不吃辛辣刺激，不好消化的（煎炸、熏烤、油腻的）食物；少吃零食，不吃膨化食品；不吃冷饮冷冻的食品；羊肉、狗肉及其他肥肉亦应忌口；适当增加所摄入蔬菜的种类和量，尤其是深绿色、红色等颜色深的蔬菜，以及鱼、肉、蛋、豆等。

四　保健和护理

舌头最重要的功能之一便是辨别滋味。为了使其更好地行使这一功能，我们要谨防味觉被过度开发，尤其是无节制地嗜吃大油大盐大辣，会致使味蕾对这种味道感觉越来越迟钝，甚至丧失。日常保健中应注意以下几点。

◎别让胃病影响你的味觉。胃病会引起食欲下降，继而影响味觉的敏锐性，这是一个连续的反应。

◎各种口腔疾病、牙齿疾病都会影响咀嚼，造成味觉障碍。因而在日常生活中要注意口腔清洁，包括舌头本身的清洁。

◎补锌让味蕾更敏感。锌是人体内重要的微量元素之一，由于味蕾细胞寿命比较短暂，与其他细胞相比，对锌的需要量更大。缺锌时味蕾细胞更新减慢，味觉的敏锐度下降。每天补锌约 15 毫克，就可以预防味觉障碍。含锌最多的食物是牡蛎，每 100 克含锌 40～70 毫克。此外，小鱼、绿茶、可可、芝麻、杏仁、海藻、黑米、蛋黄、动物肝脏也是含锌量较高的食物。

» 头 发

一 头发的构造

头发是一种从头皮上生长出来的纤维组织，是由细胞再生而形成的一种硬角质的排列。头发是由发根和发干两部分组成的。

发根在头皮下面，被毛囊所保护。毛囊是一根狭窄的管道，是皮肤的表皮层构成的，并深入到真皮之中。毛囊的周边是分泌腺，能分泌一种脂肪，称为皮脂，皮脂可使头发亮泽，且具有防水功能。胎儿在母体的子宫中时便开始形成毛囊，出生后就不会再制造新的毛囊，但毛囊不会在后天情况下减少或消失。

二 健康讯号分析

●头皮油腻发红

如果头皮表面油腻、发红、发痒，可能得了脂溢性皮炎。皮肤的皮脂腺分泌皮脂是一种正常生理现象。

但如果皮脂腺分泌功能亢进，皮脂排出过多，就会在皮肤上堆积，出现在堆积处的慢性皮肤炎症，称为脂溢性皮炎。

● 皮屑过多

皮屑过多可能是头皮由于细菌感染、真菌感染，或由于受其他物理、化学性伤害而发炎。这时不但头皮屑会增多，在性状上也会发生改变，如大片皮屑脱落、颜色黄腻等。

三 常见健康问题

● 早老性白发病

早老性白发病俗称"少白头"，是一种儿童及青年时期的白发性疾病。其病因十分复杂，可分为两种，一种属先天性，另一种属后天性。在后天性早老性白发病中有许多是伴随某种疾病发生的，有些则是由于精神过度紧张和营养不良所致。

【治疗】

◎压力可能是促使少白头加重的外因，因此要劳逸结合，不要太紧张。要适当缓解精神压力。

◎均衡摄入营养，因为毛囊的活力需要局部营养，而系统性的全身营养有助于头发获得局部营养，相形之下，身体虚弱的人头发更易变白。

◎为了防止少白头的过早出现，在饮食上应注意多摄入含铁和铜的食物。含铁多的食物有动物肝、蛋类、黑木耳、海带、大豆、芝麻酱等；含铜多的食物有动物肝、肾，虾蟹类，坚果类，杏脯干和干豆类等。

◎缺乏维生素 B_1、维生素 B_2、维生素 B_6 也是造成少白头的一个重要原因。应增加这类食物的摄入，如谷类，豆类，干果类，动物肝、心、肾，奶类，蛋类和绿叶蔬菜等。

◎缺乏酪氨酸也会造成少白头。因此，应多摄入含酪氨酸丰富的食物，如鸡肉、瘦牛肉、瘦猪肉、兔肉、鱼及坚果类食物等。此外，要常吃一些有益于养发乌发的食物，增加合成黑色素的原料。

● **脱发**

脱发可分为暂时性脱发和永久性脱发两种。暂时性脱发大多由于各种原因使毛囊血液供应减少，或者局部神经调节功能发生障碍，以致毛囊营养不良，但毛囊结构无破坏，所以，经过治疗新发还可再生，并恢复原状。永久性脱发是因各种病变造成毛囊结构破坏，导致新发不能再生。

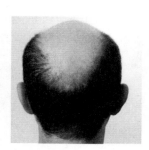

斑秃，或者男性型秃发，是最常见的脱发类型，影响着 30％~40％ 的男性和女性。这种疾病使发际逐渐后退，并且通常是毛囊中激素变化的结果。

【治疗】

脱发可用中药疗法、膳食疗法、推拿按摩等方法进行治疗。

◎中药疗法。可选用补益牛膝丸或加味四君子汤。补益牛膝丸选用中药牛膝、生地黄、枳壳、菟丝子、地骨皮等，捣末，制蜜丸，内服；加味四君子汤选用中药人参、白术、茯苓、炙甘草、熟地等，煎汤剂服用。或用中药菊花、蔓荆子、干柏叶、川芎、桑白皮根、白芷、细辛、旱莲草等，煎水外洗。

◎膳食疗法。将中药菟丝子、茯苓、石莲肉、黑芝麻、紫珠米等，用旺火煮开后加适量水，用微火煮成粥，加少许食盐食之。每日 1 ~ 2 次，可连服 10 ~ 15 日。此粥滋补肾阴健脾，适用于脾肾阴虚的脱发者。

◎服用维生素 B_1、维生素 B_2、维生素 B_6，注射维生素 B_{12}。对于严重脱发者可在医生指导下，服用激素类药物。

◎局部用药，如生发水、脱发再生剂等。

◎采用面部按摩、紫外线照射、梅花针、激光耳穴等治疗办法。

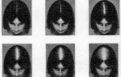

◎洗头后，不能湿气未干就睡觉，否则易生湿热，损伤头发。发常梳，以木梳为好。脱发者尽量剪短头发，使营养集中于发根。少吹发、烫发、染发。

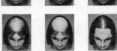

女性脂溢性脱发分期

204

四 保健和护理

● 小心使用吹风机

每周热吹发型不要超过 3 次，否则会使头发过于干燥，引起发梢分叉。有人会认为如果不热吹定型很难使发型完美，但咨询一下发型师就会知道，其实有很多无须使用电吹风就能美发的方式。比如可以把头发束起，或用一些饰物来改变发式。周末最好让头发休息一下，松散自然为好。使用热吹风时，一定注意温度不要太高。

● 护发产品勿滥用

滥用护发产品只会越用越糟，如果再加上热吹风，无疑会损伤发质。咨询一下发型师你的发式应该使用什么样的产品，再选择相同的品牌试用，最后定下适合你的产品。发蜡和发油一定不要多抹。使用护发产品时应先在手中轻揉，温热软化后，再从后往前揉搓在头发上。营养产品应涂抹在发根，摩丝则在头发湿润时揉搓以便分布均匀。如果每天都使用护发产品，则每周至少使用 1 次深层清洁；用护发素之前头发要洗两遍。

● 擦干头发有方法

用毛巾擦干头发是比较传统的方法，尽管同样是擦干，但方法不当会折弯、摩擦头发，对头发造成伤害。正确的方法是洗头后用毛巾把头发在头上盘起包好，几分钟后，待毛巾吸收了部分水分，再轻轻挤干水分。注意千万不要往下拉拽头发，这样会使头发断裂。

» 指 甲

一 指甲的构造

指甲是由一种名叫角蛋白的脆弱的纤维物质构成的。它的主要功能是保护手指尖，使其免受尖硬物的刺激；提高手指尖触觉敏感度；保持手指拾物或操作小物品的能力。

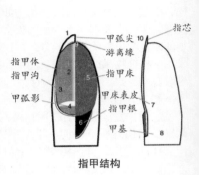

指甲结构

二 健康讯号分析

• 指（趾）甲色白

如果甲色苍白，无光泽，有两种可能。

其一，可能是体内血液不足，或是贫血，或是溃疡、痔疮出血所致。

其二，可能是体内缺钙、缺锌及维生素 B_6 不足的征象。一般通过改善饮食营养状况就可见好转，但若指甲苍白的症状仍然持续存在，那么就该向医生求教，查明原因。

如果轻压指甲前缘，指甲底部发生有规律的红、白交替改变，这种现象被称为毛细血管搏动症。红、白交替改变是毛细血管充血现象，会随心搏而有节律性地出现。多见于主动脉瓣关闭不全等血管疾患，或者甲状腺功能亢进等疾病中。

● 指甲表面有凹洞

如果在指甲上出现不规则的凹洞，多半是干癣（又称"牛皮癣""银屑病"）造成的。这是一种慢性皮肤炎性病变，通常还伴有皮肤表面红肿干燥，上面覆有银白色皮屑的红斑，不好医治。

干癣患者最常见的两种指甲特征是甲床剥离和指甲表面凹洞。

三 常见健康问题

● 甲沟炎

甲沟炎是指（趾）甲周围软组织的化脓性感染。在手指上，多因撕剥肉刺或剪指甲时损伤所引起的；在脚趾，多因嵌甲或鞋子过紧引起的。开始时，指（趾）甲的一侧有轻度疼痛和红肿，如不予治疗，炎症可向另一侧或甲下蔓延。在足趾嵌甲一侧的甲沟炎常呈慢性感染表现，甲沟处长期流脓，并有肉芽组织形成，伤口不易愈合。

【治疗】

◎感染早期用局部热敷治疗，或将患指（趾）浸泡在 0.1% 高锰酸钾温热溶液中，每日 3 次，每次15 ~ 20 分钟。有脓肿形成时要切开排脓；一旦有甲下脓肿要切除部分或拔除全部指（趾）甲，否则脓液会排出不畅。只要甲床尚未受损，在2～3个月后指（趾）甲仍会再生。因嵌甲引起的，必须切除患侧的部分趾甲和甲沟旁隆起的肉芽组织。

●指甲受伤

生活中，我们的指甲被挤掉、因意外而发生指缝破裂出血的现象时有发生。

【防治】

◎指甲被挤掉时，最重要的是防止细菌感染。应急处理时，首先用纱布、绷带包扎固定被挤掉指甲的手指，再用冰袋冷敷，然后把伤肢抬高，立即去医院。万一不能去医院时，应对局部进行消毒，如家里有抗生素软膏，应抹上一层。第二天一定要去医院诊治。

◎指甲缝破裂出血，可用蜂蜜兑等量温开水，搅匀，每天抹几次，就可逐渐治愈。如果指甲破裂者是球类运动员，在治疗期间，如果需要继续打球，在打球之前，一定要用橡皮膏将手指末节包2～3层，加以保护，打完球后立即去掉，以免引起感染。有指甲破裂出血史的人，还应在日常的膳食中注意多吃些含维生素A比较多的食物，如胡萝卜、韭菜和猪肝等，以增加皮肤的弹性。

◎如果因外伤引起甲床下出血，血液未流出，使甲床根部隆起，疼痛难忍不能入睡时，可在近指甲根部用烧红的缝衣针扎一小孔，将积血排出，消毒后加压包扎指甲。

四 保健和护理

指甲要经常修剪，保持清洁，指甲内不能有污垢，用小刷子擦洗干净。指甲保护不当，会造成传染病的传播、损伤指甲等问题。保护指甲应该注意以下 4 点：

◎为了减少传染病传播，应该避免和他人共用修指甲的工具。

◎修剪指甲的时候不应该用手撕坏死的指甲表皮，而是应该用指甲刀轻轻地剪去。

◎避免用锉子来磨指甲，因为这样很容易损伤指甲的健康。

◎不要把指甲修剪成"鸡蛋状"，因为这样虽然好看但是却很容易令指甲根部受到伤害。

» 趾 甲

一 趾甲的构造

趾甲是一种质硬、无新陈代谢的组织，主要由角蛋白组成。它们覆盖着脚趾的末端，起保护作用。角蛋白是一种很坚硬的防水性的物质，由于我们可以透过这些物质看到脚趾里血液的颜色，所以趾甲呈粉红色。

二 健康讯号分析

● 甲床

如果甲床由红色转为黑色，可能是外伤导致指甲下出血。

不慎戳伤、重物压迫等导致甲下毛细血管破裂出血。通常出血量不大，很快由红色变为黑色。这种情况不用担心。

● 软趾甲

如果指甲过软，可能出现甲软化症。

这种不健康的指甲常是因过度与水或美甲类产品中的化学物质接触所致，其次与情绪不佳、饮食不良亦有关联。

日常生活中不妨吃些葵花子，以增加维生素 A 的摄入。据报道此物可增补钙、镁两种元素，3 周之内就可使软、脆的指甲恢复常态，焕然一新。

三 常见健康问题

● 灰趾甲

"灰趾甲"属甲癣病的范畴，是甲癣病中的一种常见病、多发病，具有传染性，是由浅部霉菌感染所引起的甲板病变，多由手足癣传播而致，诱发因素还有外伤、甲沟炎、逆剥、妊娠等。甲癣病初起，甲旁有发痒的感觉，多是 1 ~ 2 个趾甲感染，日久甲板出现高低不平、增厚、变色、变形，严重者甲内产生臭液。

【治疗】

◎内服法。口服斯皮仁诺胶囊 (又称伊曲康唑) 采用冲击疗法，服 1 周停 3 周，连用 4 个月，病甲退去，生出健康趾甲。此药须在医生指导下，正确应用。

◎外治法。用传统的修脚术将增厚的病甲削薄，

局部外涂 5% ～ 10% 的碘酊或 30% 的冰醋酸，每日 2
次。趾甲周围最好涂一层凡士林，保护趾甲周围皮肤。
定期修除病甲，便于新甲生长。

● 趾甲嵌入

趾甲嵌入常会使趾甲周围的皮肤和趾甲床发生肿
胀或发炎和疼痛，拇趾尤易受影响。

【治疗】

◎对早期无感染病例，可用非手术治疗，将甲侧
缘掀起，修去嵌入软组织的尖角。垫一片极薄的无菌
棉花。如炎症明显，早期治疗是休息，抗感染，热敷
及引流通畅，待感染控制后可施行手术。

◎如果是一个或一个以上的趾甲受感染，有可能是
真菌感染，要去医院就诊。医生会剪下病甲检验以便确
诊，治疗可能包括服用长效长疗程的抗霉菌片剂。

四 保健和护理

◎要保持趾甲的健康，应多吃含锌、铁的食物。
腰果中含有的维生素，也能帮助趾甲健康生长。

◎趾甲只要略微与甲床脱离，就可能受到真菌的
感染，解决的办法就是勤剪趾甲，以免趾甲意外断裂。
另外，趾甲尖向内弯曲生长并戳进肉里，通常是由于
剪趾甲不当造成的，所以剪趾甲不要留下一个尖，而
且两个边角处不要剪得太短，否则趾甲就能穿破皮肤
而向肉里生长。

◎鞋袜穿着应宽松舒适，改正踡趾踮地的习惯。

◎如果趾甲又厚又难看，可能意味着你身上存在着某种疾病；如有甲癣（灰趾甲）、趾红肿及足踇趾持续疼痛等不良情况，都应及时就医。

◎定期按摩足部，能保持趾甲润滑、亮泽。

» 汗 腺

一 汗腺的构造

汗腺是皮肤的附属器，分为大汗腺和小汗腺两类。大汗腺主要分布在腋窝、肚脐、肛门四周及生殖器等处。它刚分泌出来的汗液是白色黏稠无臭的液体，经过细菌分解后则产生特殊的臭味，称为腋臭或狐臭。小汗腺除唇红部、包皮内侧及龟头部外，全身均有分布，以掌跖、额部、背部、腋窝等处最多。

二 健康讯号分析

●多汗

生活中经常出汗，且时间比较长，极有可能是多汗症。多汗症的患者出汗异常多，尽管有些全身性疾病，如甲亢、肥胖、糖尿病、结核病等，可以引起全身多汗，但大部分都是仅局限于手掌、腋窝、脸部的原（特）发性多汗。所谓"原（特）发性"，即其原因尚不明确，其发病机理主要是交感神经异常兴奋所引起的。

注意保持皮肤清洁干燥，腋部和外阴处常扑些痱子粉，这样有助于多汗症的防治。

三 常见健康问题

● 狐臭

狐臭，医学上称臭汗症，主要由分泌一种带有臭味的汗液所引起，是由大汗腺分泌物和局部细菌作用的结果。夏季多汗时尤其明显。多数人在青春期后发生，到老年气味逐渐减轻。狐臭有一定遗传性，不少患者有家族史。

【治疗】

◎ 狐臭最常发生在腋下。传统的手术方法是将腋下有腋毛部位的皮肤连同大汗腺一起切除，另外还有刮除法、刮吸法、电凝和激光治疗等。

◎ 注意个人卫生，勤洗澡，保持干燥。经常用些有抗菌作用的花露水或爽身粉，这样就可减轻或闻不到臭味。

◎ 平时注意稳定情绪，保持心情开朗。不宜做剧烈活动，减少出汗。

◎ 戒烟酒，不吃或少吃大蒜、大葱、洋葱、浓茶、烈性酒等有强烈刺激性的食物也可减轻臭味。

● 盗汗

盗汗是中医的说法，是以入睡后出汗异常，醒后汗泄即止为特征的一种疾病。凡是影响人体体温调节中枢，以及使交感神经兴奋性增高的原因和疾病，都可以引起盗汗。如果出汗量较少，醒后汗即止，不伴有不舒适的感觉或仅有口干咽燥的感觉，一般不会对身体损伤太大。但如果出汗量极大,甚至可使被褥浸湿,常伴烦躁、头晕、消瘦、疲乏不堪、尿量少、大便干燥等症状,时间久了就会发生脱水等情况。

【治疗】

◎如果是气虚引起的盗汗,一般是血管扩张功能不好,可用补中益气汤加减方来调整;心血不足造成的盗汗,心悸少寐,宜补血养心,以归脾汤加减方来治疗;如果是阴虚体质引起,身体出现燥热症,也会有盗汗的情况,此时可用六味地黄丸加减方来改善;对阴虚火旺的盗汗,五心烦热,宜滋阴降火,以当归六黄汤加减方。

◎注意避免一些辛辣、刺激性、燥类的食物,多吃一些清淡的食物以使汗腺的分泌功能得到恢复。

◎适当调节一下居住环境的温度与湿度,如阴虚血热者的居住环境应稍偏凉一些等。

◎被褥、铺板、睡衣等,应经常拆洗或晾晒,以保持干燥,并应经常洗澡,以减少汗液对皮肤的刺激。

◎增强体育锻炼,做到劳逸结合。

四 保健和护理

◎防止汗腺疲劳。暑天,出汗速度越快,出汗越多,氯化钠丢失也就越多。如不及时补充盐分,时间一长,汗腺就会发生疲劳,影响正常功能。所以在暑天应降低出汗速度,同时要加强营养,补充足够的食盐。

◎注意皮肤的清洁卫生。

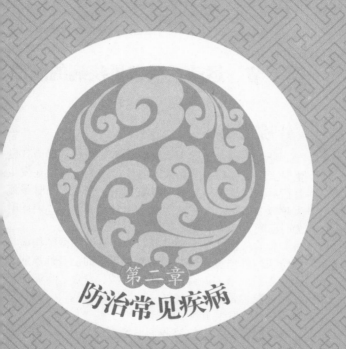

第二章

防治常见疾病

第1节 运动系统常见疾病的防治

» 骨质疏松症

骨质疏松症被称为"寂静之病",这是因为其发生时无明显症状,容易被人忽视。许多人都是在发生骨折后到医院拍摄 X 片时才发现的。但只有当骨量流失超过 30% 时,X 片才能显示出骨质疏松症,但此时为时已晚,会给治疗带来困难。

骨质疏松症是一种以低骨量和骨组织微结构破坏为特征的骨骼脆性增加和易发生骨折的全身性疾病。随着年龄的增加,会伴随出现腰酸、背疼、弯腰、驼背等现象。骨质疏松症是一种老年性疾病,大部分的骨质疏松症发生于绝经后妇女中。

一般妇女大约在 35 岁时骨密度达到高峰,持续数年。进入更年期后骨质快速流失,这和人体内雌激素减少有关。人体所含 99% 的钙储藏在骨中,当摄入足够的钙时,一部分钙被吸收入骨骼,一部分则进入血液循环,参与机体调节后随尿液排出。而当人体摄入钙不足时,骨钙会分解出来,重新进入血中参与机体调节,再由尿液排出。人体中的甲状旁腺素有促进骨骼排钙的作用，而雌激素恰恰能对抗甲状旁腺素的这种作用。

在更年期期间，卵巢分泌出的雌激素和孕激素急剧下降，甲状旁腺素的促骨骼排钙作用因此而相对增强，人体大量骨钙分解入血，再从尿中排出，因此造成女性更年期后发生骨质疏松症的可能性大大增加。

骨质疏松症的患病人群主要是老年人，而在这一主体中 50 岁绝经以后的妇女又占了绝大部分。

*病因

常见的骨质疏松症有原发性骨质疏松症和继发性骨质疏松症之分。

原发性骨质疏松症又分为两种：一种称绝经后骨质疏松症，常发生在绝经后的 4 ~ 10 年内，主要原因

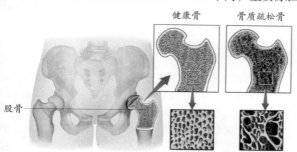

健康骨　　　骨质疏松骨

股骨

牢固的骨基质　　脆弱的骨基质

在健康骨中，海绵状骨基质看上去规则坚硬，相比之下骨质疏松者的骨基质则很虚弱。骨量的减少导致骨骼变得薄而脆，易于骨折。

是体内雌激素水平下降导致骨质快速流失；另一种称老年骨质疏松症，一般发生在 60 岁以后，因体内缺少维生素 D 造成。继发性骨质疏松症大多由某些疾病或长期服用某些药物引起。

» 类风湿性关节炎

类风湿性关节炎是一种以关节炎为主要表现的全身性疾病。

* 症状

患者常于数周或数月内逐渐发病，表现为指掌关节、腕关节疼痛，肿胀，僵硬，同时可伴有全身不适、乏力、低热、食欲不振、体重下降等症状。少数类风湿性关节炎患者为急性型：在数天之内出现对称性多个关节肿胀、疼痛、活动受限，伴有发热、淋巴结肿大等症状。起病后关节炎可以反复发作或持续发展。

* 预防

◎及早诊断。发现有四肢小关节肿瘤、早晨僵硬等应及时到医院风湿病专科诊治，不要轻信江湖秘方，或自己滥用药物，延误诊治。

◎避寒保暖。中医认为，类风湿性关节炎主要由于遭受风寒湿邪的侵袭，导致经脉痹阻，气血运行不畅所致。因此，要养成自我保护的意识和习惯，冬天要戴手套，不要用冷水和化学洗涤剂接触患处，避免受凉、疲劳与潮湿。

◎发病初期，有发热和明显的关节肿痛，应卧床休息，加强营养，保持精神愉快，建立信心，及时进行彻底有效的治疗。

◎少食肥甘厚味和寒凉之品，适当进补一些益气健脾、滋补肝肾、养血活血、强筋壮骨之品。

◎忌高脂肪类。脂肪在体内氧化过程中，能产生酮体。而过多的酮体，对关节有较强的刺激作用，故患者不宜多吃高脂肪类食物，如牛奶、肥肉等，炒菜、做汤也宜少放油。

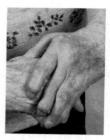

类风湿关节炎能导致关节畸形，最常见的受影响部位是手、脚和膝盖。早期的、积极的治疗能减轻对膝盖的损伤，帮助患者更好地生活。

◎忌海产类。患者不宜多吃海产品，如海带、海参、海鱼、海虾等。因其中含有尿酸，被人体吸收后，能在关节中形成尿酸盐结晶，使关节炎症状加重。

◎忌酸性食物和过咸食物。如花生、白酒、白糖以及鸡、鸭、鱼、肉、蛋等酸性食物摄入过多，超过体内正常的酸碱度值，则会导致体内酸碱不平衡，使乳酸分泌增多，且消耗体内一定量的钙、镁等离子，而加重症状。同样，若吃过咸的食物如咸菜、咸蛋、咸鱼等，也会使体内钠离子增多，而加重患者的症状。

◎适当从事体育锻炼，如打太极拳、练八段锦、玩健身球、野外郊游等，动静结合。

219

第2节 消化系统常见疾病的防治

» 食欲下降

食欲不好是我们经常会遇到的现象。所谓的"食欲"，是一种想要进食的生理需求。一旦这种需求低落，甚至消失，即称为食欲不振。简单地说，就是没有想吃东西的欲望。而"人是铁，饭是钢"，吃不下饭是不行的，为什么会没有食欲？怎样提高食欲呢？

* 病因

上班族由于疲劳或精神紧张，可能导致暂时性食欲不振，这是属于比较轻微的现象。

过食、过饮、运动量不足、慢性便秘，也是引起食欲不振的因素。但要注意一些潜藏的危机，诸如无缘无故的食欲不振、连续不断的食欲不振等。

肠胃问题，如慢性胃炎、胃迟缓、胃癌，都有可能引起食欲不振的症状。

肝病的初期症状也会引发长期食欲不振。事实上，因肝病而引发的食欲不振通常呈极端化，严重时根本没有食欲。患者的亲朋好友只要稍加注意，即可看出患者对食物的严重排斥。

像肾病、甲状腺功能不足等内分泌疾病，痢疾、霍乱等感染症，以及心脏病、脑肿瘤等，也都可能导致食欲不振。

此外，精神疾病也会导致食欲不振。

* 预防

◎要注意对食物科学地加工烹调。科学的加工烹调有助于人体对食物的消化和利用。色彩美丽、香气扑鼻、味道鲜美、造型别致的食物，会使人体产生条件反射，分泌出大量消化液，从而引起旺盛的食欲，利于食物消化吸收。另外，正确的食品加工方法，可以避免食物中维生素的破坏。

◎就餐时心情要好。保持愉快、舒畅的心情，有益于人体对食物的消化和吸收。因此，就餐时应专心，保持愉快情绪，避免考虑复杂、忧心的问题。纠正就餐时争论问题、安排工作的习惯。可适当地以音乐"佐餐"。

◎就餐环境要优美。就餐时有一个优美的环境，光线充足、温度适宜、

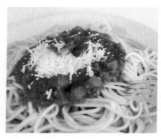

食欲下降时可以在饮食里加入酸味食材，比如番茄酱，能有效刺激食欲。

221

餐桌餐具清洁卫生等，都能促进食欲。

　　◎生活要有规律。许多人的生活、学习、工作和休息的时间似乎很难做到规律，但不管怎样，在进食上必须要做到定时、定量、定质，不能因为繁忙而在饮食上敷衍了事，饥一顿、饱一顿对人的健康是无益的。如果坚持定时进餐，到了进餐时间，就会产生食欲，分泌多种消化液，利于食物中各种营养素的吸收。

　　◎要戒烟忌酒。过量饮酒或每餐必饮的习惯一定要戒除。戒烟对提高食欲也是非常重要的。

　　◎营养调理。平时应多吃粗粮，忌食肥腻不易消化的食物，不偏食、挑食。正餐前后，可适量增添零食，多次少量地摄入食物可以增加食欲。

》食物中毒

　　生活中，一日三餐是每个人所必不可少的。但若不注意饮食卫生，就会病从口入，引起食物中毒，影响身体健康，甚至会危及生命安全。特别是在集体环境中生活的人们，更应注意防止食物中毒。

　　常见的食物中毒大致可分为3种类型：

　　（1）细菌性食物中毒。细菌可污染食物，并在食物里大量繁殖，有的还产生毒素。人吃了含有大量细菌或细菌毒素的食物就会发生食物中毒。

　　（2）化学性食物中毒。由于麻痹大意，误食了有毒的化学性食物或食用了被农药所污染的食品而引起食物中毒。

（3）有毒动植物中毒。常吃的食物由于加工、烹调方法不当，没有把食物中的有毒成分除去，或误食了有毒的动植物而引起的中毒。常见的含有毒素的动植物有：河豚、发芽土豆、苦瓠子、毒蘑菇等。

* 急救

◎呼救。立即向120急救中心呼救，送中毒者去医院进行洗胃、导泻、灌肠。

◎催吐。用人工刺激法，用手指或钝物刺激中毒者咽弓及咽后壁，引起呕吐，同时注意，避免误吸呕吐物而发生窒息。

◎妥善处理可疑食物。对可疑的有毒食物，禁止再食用，收集呕吐物、排泄物及血尿送到医院做毒物分析。

◎防止脱水。轻症中毒者应多饮盐开水、茶水或姜糖水、稀米汤等。重症中毒者要禁食8～12小时，可静脉输液，待病情好转后，再进些米汤、稀粥、面条等易消化食物。

* 预防

◎在家里生熟食物要分开存放。

◎生吃瓜果、蔬菜要洗净、消毒，严禁食用病死畜禽，各种食物都不应放置过久。

◎肉类食物要煮熟，防止外熟内生；剩余的食物在吃前应加热或高压处理。

◎海蜇等水产品宜用饱和食盐水浸泡保存，食用前应冲洗干净。

» 便 秘

如果3天或3天以上才有一次排便，而且大便很硬，常伴随肛裂或痔疮出血，那就是便秘的典型症状。

大便秘结是指剩余体内的粪便难以被直肠排出体外。大便秘结时越来越多残余的食物积聚在直肠，阻碍了血液循环，甚至形成痔疮、肛裂和出血。

* 病因

导致便秘发生的原因有很多种，最常见的原因如下所述。

◎大便中水含量少。大便中含水量减少时，大便就非常干硬。这种情况常发生于喝水量太少的病人。充足的水分才能够保持身体的正常运作。喝水的次数愈多愈好，可以少量多次地喝水。

◎大便中纤维含量少。大便中纤维含量减少时，尤其是膳食水溶性纤维减少时容易导致便秘。而天然纤维中水溶性纤维最丰富的是一些高纤维水果、啤酒酵母粉等。一个成年人每日的水溶性纤维摄入量要至少20克才能满足肠道的健康运转，而且，大肠的健康必须靠良好的肠内菌生长，而肠内菌又必须依赖水溶性纤维的供给。

◎大便中油脂含量少。大便中油脂含量减少时也可能导致便秘。油脂扮演着肠道润滑剂的角色，可以让粪便顺利通过并排便。有的女性朋友常常因减肥而只吃水煮食物，这时粪便中毫无油脂，很可能就会发生便秘。

◎肠阻塞引起的便秘。通常由大肠癌或术后粘连造成，必须寻求外科医师的协助。

◎体质偏酸。血液中的酸碱度正常情况下是弱碱性，弱碱性的血液对生理功能的维持非常重要，当血液当中存在大量酸性物质时，身体会自动从各个地方来吸收水分，如细胞中、细胞外与肠内粪便中等。这样粪便中的水含量会快速减少，导致便秘发生。

◎神经性便秘。生活工作压力大、焦虑失眠等会导致交感神经兴奋，让肠道蠕动变慢。这时必须适度减压或养成适度运动的习惯，才能改善便秘。

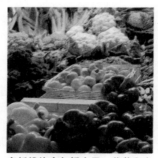

*治疗

◎补充粗纤维。补充芹菜、橙子、全麦食品等含粗纤维量高的食物，刺激肠蠕动的同时增大肠道内容物体积，促进排便。

◎培养肠道有益菌。食用酸奶、蜂蜜等食物来

高纤维饮食包括水果、蔬菜和全麦，可以刺激肠道防止便秘。

培养肠道有益菌可解决便秘问题。

◎滋阴润燥。根据中医理论，人体在秋季容易阴虚肺燥，出现便秘症状。因此应进食具有滋阴润燥疗效的食品，如银耳等。

◎做仰卧起坐。久坐不动，身体缺乏运动，肠道肌肉就变得松弛，蠕动功能减弱。再加上女性腹肌天生较弱，送便排出的力量小，因此容易出现便秘。可以经常空腹饮水，然后做仰卧起坐1～2分钟。

◎技巧式饮水。忙起来顾不上喝水，肠道内干燥，肠内容物就不易排出。有效的方法是每天在固定时间一口气喝下一定量的水，如每天早晨空腹饮水1000毫升（两大杯）。这样水来不及在肠道吸收便到达结肠，有利于软化肠内容物，帮助排便。长期坚持更能养成早起排便的好习惯。

◎补充膳食脂肪。饮食过于清淡、膳食脂肪摄入不足也会引起便秘。因此，可以在饮食中加入橄榄油。橄榄油既能直接润肠，其分解产物还可刺激肠蠕动，因此能有效改善便秘症状。早餐时吃一些黄油也有助于改善便秘症状。

◎补充B族维生素。过度劳累、精神紧张会抑制肠蠕动和消化液分泌，导致消化不良，引起便秘。而胡萝卜中含有丰富的B族维生素，食用后能促进消化液分泌，维持和促进肠蠕动。也可以直接服用多维元素片进行补充，坚持每日服用更佳，不仅可预防便秘，还能增强免疫，预防其他多种疾病。

» 腹 胀

腹胀是常见的消化系统症状，可以是一种主观上的感觉，感到腹部的一部分或全腹部胀满；也可以是一种客观上的检查所见，发现一部分腹部或全腹部膨隆。引起腹胀的原因主要见于胃肠道胀气、各种原因所致的腹水、腹腔肿瘤等。

正常人潴留于胃肠道内的气体有 100 ~ 150毫升，主要分布于胃和结肠内。胃肠道内气体约有 70%来自吞咽的空气，自血液弥散进入胃肠道者约占 20%，食物残渣经细菌发酵分解而产生者占 10%。当咽入胃内空气过多或因消化吸收功能不良时，胃肠道内产气过多，而肠道内的气体又不能从肛门排出体外，即可导致腹胀。临床上常见的引起胃肠道胀气的疾病有吞气症、急性胃扩张、幽门梗阻、肠梗阻、肠麻痹、顽固性便秘、肝胆疾病及某些全身性疾病。

★ 防治

◎用药时，首选二甲硅油片，其可降低胃肠内气体微泡的张力，消除肠道中的泡沫，帮助排除气体；或口服消胀片。此外，尚可选服乳酶生，可分解糖类，抑制肠内产气菌的生长；或活性炭，可吸附肠内的大量气体。如胃肠动力不佳，可选服胃动力药多潘立酮（吗丁啉），可增加肠蠕动，促进排气，多用于术后肠麻痹引起的腹胀。

◎少食高纤维食物。如土豆、面食、豆类，以及卷心菜、花菜、洋葱等，易在肠胃部制造气体，导致腹胀。不食难消化的食物，炒豆、硬煎饼等硬性食物不容易消化，在胃肠滞留时间较长，可能产生较多气体引发腹胀。吃饭要细嚼慢咽，进食太快，边走边吃，容易吞进空气。常用吸管喝饮料也会使大量空气潜入胃部，引起腹胀。适度补充纤维食物，高纤维食物有时有减轻腹胀之效，特别是在摄入高脂食物后。高脂食物难以消化、吸收，在肠胃逗留时间较长，有纤维加入，消化系统可迅速疏通。

◎注意某些疾患。某些疾患腹胀或是先兆，或是症状之一。如过敏性肠炎、溃疡性结肠炎、膀胱瘤等。

◎克服不良情绪。不良情绪能使消化功能减弱，或刺激胃部制造过多胃酸，其结果是胃气增多，使腹胀加剧。

◎注意锻炼。每天坚持 1 小时左右的适量运动，有助于克服不良情绪，可帮助消化系统维持正常功能。

》消化不良

消化不良是一个医学用语，用于描述进食后的腹部不适。上腹正中部位的疼痛是消化不良的典型症状，其他常见症状包括恶心、腹胀和频繁打嗝。不消化的原因包括胃炎（胃黏膜的炎症）、胃或十二指肠的溃疡，相关因素还有胃酸过多或不足，咀嚼不充分以及进食过多。

引起消化不良的原因可能是没有充分咀嚼，通常是由于吃得过快。咀嚼是消化过程中一个极重要的步骤，不充分咀嚼的话，吃得越多，消化系统越难于应付；进食的同时饮用了大量的汤水、深夜进食、心理压力也会损害消化系统功能。

＊预防

对于消化不良的调养主要是生活要规律，定时入睡，做好自我心理调整，消除思想顾虑，注意控制情绪，心胸宽广；戒烟酒，避免食用有刺激性的辛辣食物及生冷食物；同时最好到医院去检查一下，看胃不适是不是由糖尿病或甲状腺功能减退所致。

＊治疗

◎饥饿疗法。消化不良虽说重在预防，但由于多方面原因，在现实生活中很难做到。因此，当发生消化不良时，应暂停进食，实行"饥饿疗法"，酌情禁食一餐或两餐。禁食期间可根据口渴情况饮用淡盐开水，以及时补充水和盐分，也可饮用糖＋

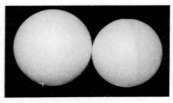

大山楂丸能有效缓解消化不良的症状。

盐水，因为糖可迅速吸收，不至增加胃肠负担。如无须完全禁食时，则减量进食，或只吃易消化的粥类加点开胃小菜。这样会使胃肠感觉轻松舒适，消化不良易于矫正；同时适当使用助消化药物，一般应在专科医生指导下应用。但如系非处方药品，则可根据药品说明书使用。

◎注意饮食。治疗消化不良的最好方法是避免服用那些可能会造成消化不良的食物，或避免处于不利于消化系统的环境。根据研究，胃里过多的胃酸与消化不良并没有什么因果关系，所以服用抗胃酸药物并不是正确的治疗方法。

◎健康生活。抽烟者减少抽烟量会使消化不良有所改善。如果不能戒烟，至少在饭前避免抽烟。吃饱后马上就做运动也可引起消化不良，因此最好安排在饭前或饭后1个小时才运动，有助于缓解消化不良的症状。尽可能减少生活的压力，也可有所帮助。

◎掌握缓解技巧。由于消化不良疾病与许多更严重的疾病有相似之处，故当出现以下情况时，应尽快求助于医生：呕吐、体重减轻、食欲减退；大便很黑或者吐血；腹部的右上部分剧痛；消化不良伴随着呼吸困难、出汗、疼痛蔓延到颈项、手臂或颌。较轻微的消化不良或仅仅是一时过饱，可采用饭后散步、腹部轻柔按摩、1～2小时后参加体育运动或体力劳动等来增强身体热量的消耗，尽快消除消化不良现象。

» 腹 泻

腹泻是消化系统疾病中的一种常见症状，系指排便次数多于平时，粪便稀薄，含水量增加，有时脂肪增多，带有不消化物，或含有脓血。

按腹泻的病程长短，可将腹泻分为急性腹泻和慢性腹泻两种。腹泻可引起脱水，水、电解质代谢失调，消化及营养障碍，应及时治疗。

＊病因

腹泻的病因十分复杂，包括：感染、中毒、肠缺血、消化不良、吸收不良、炎症、功能紊乱、肠肿瘤，偶尔为变态反应或某些肠道外产生激素的肿瘤。

＊防治

◎注意饮食卫生，养成良好的个人卫生习惯。

◎患者应卧床休息，进食易消化的稀软食物，避免刺激性食物，充分地补给水分，最好在温热开水中加少量的食盐饮用，也可饮用各种果汁饮料，不可饮用牛奶或汽水等。

◎非感染性腹泻，可服用复方地芬诺酯（苯乙哌啶）、小檗碱（黄连素）、呋喃唑酮（痢特灵）等；感染性腹泻应服用抗生素治疗。

◎如果不慎患上急性腹泻，就应该立刻采取治疗措施。急性腹泻治疗不及时，就会转变成慢性肠炎。慢性肠炎可反复发作，很难彻底治愈。

第3节　呼吸系统常见疾病的防治

» 感　冒

　　感冒是最常见的上呼吸道病毒感染疾病，一年四季均可发生。

　　普通感冒的病原体是病毒，已知感冒病毒有百种以上，主要是鼻病毒。从感染病毒到出现症状之间就是"潜伏期"。感冒患者的潜伏期一般为 1 ～ 3 天，之后由于炎症向咽、喉部位发展，会相继出现咽痛、咽部异物感，重者还会出现吞咽困难、咳嗽、声音嘶哑。并发球结膜炎时，还可能出现眼痛、流泪、怕光等症。除此之外，还常伴发轻重程度不一的全身症状，如恶寒、发热、全身疲软无力、腰痛、肌痛、腹胀，这些症状在 5 ～ 10

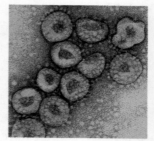

冠状病毒是感冒的又一病因，表面突起的蛋白质使它们可以侵入细胞。

天后会自然消失。

如果起病很急，发冷，高热不退，常在 39℃ 以上，浑身酸痛，无食欲，且周围的人也有同样表现，就应该是流行性感冒。

如果高热不退，还伴有呼吸困难，咳嗽严重，且有口唇发紫症状，则有患肺炎的可能。

午后发热，上午不发热，且同时有乏力、干咳、盗汗(出冷汗)等症状，并日渐消瘦，则有可能是肺结核。

＊治疗

◎治疗的首要一步是保温和避免过劳。保持安静，保证营养的摄入和充足的睡眠。在医生的指导下服用适合病情的感冒药，服用药物时需注意以下事项。

◎有人在发现有了感冒症状以后就立即服用感冒药，其实感冒不一定都要立即吃药。有些感冒症状可以依靠自身的抵抗力和免疫系统消除。一发现感冒就吃药，不仅没必要，还很容易引发病毒的抗药性。

◎有些重症感冒患者为了尽快康复，会大剂量服用一种或多种感冒药。其实，很多感冒药中都含有一部分相同的成分，大剂量服用可造成某种药物成分在体

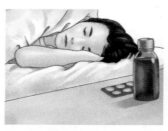

风寒感冒服用完药物后，要尽量卧床休息，以便最大限度地发挥药效。

内的浓度过高，从而导致药物中毒。

◎服用抗感冒药一般应根据个体情况选用安全、有效、经济的药物，如感冒清、感冒灵颗粒等。

◎对于发热、头痛、咳嗽症状较重者可选用白加黑、感冒清热颗粒等，因为它们的组分中对乙酰氨基酚的含量较高，又含有氢溴酸右美沙芬，可解除发热及咳嗽等症状。

◎流行性感冒患者可选用抗病毒颗粒、清开灵口服液等。

◎从事驾驶、高空作业和精细操作的人员应禁用含有氯苯那敏（扑尔敏）、苯海拉明成分的药品，以免引起嗜睡、头昏而酿成事故。

◎哺乳期妇女应慎用速效伤风胶囊，以免引起闭乳。

◎孕期头3个月应禁用抗感冒药，怀孕全程避免使用速效伤风胶囊。

* 预防

◎体育锻炼，每天至少运动30～45分钟；要注意合理营养，平衡膳食，注意补充营养素，特别是维生素和矿物质。生活起居规律，不经常熬夜，不吸烟、不酗酒，这些都有助于提高免疫力。

◎科学地使用空调。夏天，由于室内外温差大、室内通风不好，人们常常易患感冒引起发热，此时不要贪一时舒服而忽视了自身的健康，越是热天，越应该加强耐热锻炼，减少待在空调房里的时间。

◎合理饮食。饮食宜清淡，要避免油腻辛辣和生冷；多吃新鲜蔬果，保持大便通畅；家中常煮绿豆粥、莲子百合粥、荷叶粥、红枣粥，可以防暑降温；多饮水；少吃油炸、腌制食品、戒烟限酒。还要注意劳逸结合，夏季保证充足的睡眠很重要，还应有适量的运动。长时间持续工作、过度疲劳等，都会造成人体的免疫功能降低，导致感冒发生。

◎保持好心态。经常发愁会引起人的免疫功能低下，机体杀伤、吞噬病原微生物的能力削弱，给无孔不入的呼吸道病毒以"可乘之机"。所以心胸豁达、情绪乐观是预防感冒的有效方法。

◎冬季进行重点防护。由于气候寒冷，人体受寒冷气温的影响，各项生理功能和食欲等均会发生变化，时常会患上感冒。因此，合理地调整饮食，保证人体必需营养素的充足，对提高人体的耐寒能力和免疫功能，顺利越冬，是十分必要的。

»哮 喘

哮喘是一种常见的呼吸道疾病，被世界医学界公认为四大顽症之一。据估计，目前，全世界有 1.5 亿～2

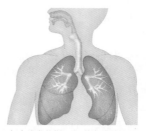

在哮喘发作期，气道内膜的肌原纤维进入肺部引起痉挛，使气管收缩，阻塞气流。这使患者很难咳出聚集在支气管中的黏液，从而不得不加快呼吸速度。

亿人罹患哮喘病，而且这个数字还在继续增加，每年死于哮喘病的人达18万。我国有2500多万人患有此病。它是严重危害人们身心健康、减弱劳动能力的一种疾病，而且难以得到根治。

哮喘是一种慢性支气管疾病，患者的气管因为发炎而肿胀，呼吸管道变得狭窄，因而导致呼吸困难。哮喘可以分为外源性及内源性两类。

（1）外源性哮喘。外源性哮喘是患者对致敏原产生过敏的反应，致敏原包括尘埃、花粉、动物毛发、衣物纤维等。不过并不是每一个哮喘患者对上述各类致敏原都会产生同样敏感的反应，所以患者应该认清对自己有影响的致敏原。外源性哮喘患者中儿童及青少年占大多数。除致敏原外，情绪激动或者剧烈运动都可能引起发作。

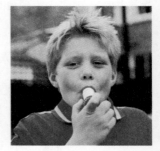

（2）内源性哮喘。内源性哮喘患者以成年人居多，发病初期一般都没有十分明显的症状，而且往往与伤风感冒等普通疾病类似，有时甚至在皮肤测试中也会呈阴性反应。一般来说，内源性哮喘对药物治疗并没有外源性哮

偶发或轻症哮喘患者，只需应用吸入剂。对于慢性哮喘患者，吸入剂可快速减轻症状，但不能代替长期服药来控制哮喘。

喘般理想，而且即使经治疗后，呼吸道也不容易恢复正常。

* 治疗

◎具体治疗措施主要是西医的抗感染治疗（包括吸入激素、平喘药物和脱敏治疗等）。这种抗感染治疗是目前比较流行的治疗方法，它不是通常所指的抗生素治疗，而是指抗呼吸道过敏性炎症，包括吸入激素类气雾剂、色甘酸钠气雾剂等。有时也会使用中药进行治疗。

◎要避免接触变应原，并要严禁吃刺激性强和过冷过热的食物，如烟、酒、茶、葱、蒜、辣椒以及过甜或过咸的食物。

◎防寒保暖。冬季天气多变、温差大，最容易引起感冒、上呼吸道感染而诱发哮喘。美国科学家不久前进行的一项试验表明，每日从饮食中所摄取的铁的多少对人体在寒冷中自身调节体温的能力能产生重要影响。因此，要加强人体抗寒能力，可多吃一些含铁丰富的食物和蔬菜，如瘦肉、鱼、家禽、豆类、叶类蔬菜。吃肉时最好同时饮用橘子汁，以增强人体对铁的吸收。此外，还要注意锻炼，要用冷水洗脸或擦身以增强抗寒能力。

* 预防

◎注意饮食。一般鲜海鱼、虾、蟹、秋茄等均易引起过敏发喘，哮喘患者应避免食用。另外，中医辨证属寒性哮喘者，不宜多食性偏凉的食物，如生梨、菠菜、毛笋等，而应进食性温食物如羊肉、姜、桂等；而热性哮喘则正好相反。荸荠、白萝卜、胡桃肉、红枣、芡实、莲子、山药等具有健脾化痰、益肾养肺之功效，对防止哮喘发作有一定作用。另外，患者还可根据自己的体质类型，适当选择些补品，这对提高机体免疫功能、增强呼吸道防御能力很有帮助。能够预防哮喘的药物包括灵芝、蛤蚧、养肺膏等均可选食。哮喘发作时，则应少吃胀气及难以消化的食物，如豆类、土豆、红薯等，避免腹胀压迫胸腔而加重呼吸困难。

◎减少过敏源。哮喘多在夜间发作，因此患者卧室既要保持一定温度和湿度，又要保持空气流通。刚用油漆喷涂的房间不能立即进住，至少应开门窗流通一周，以防接触过敏。哮喘患者的衣被、床上用品也应少用丝棉及羽绒制品。

◎增加锻炼。患者应注意运动和耐寒锻炼。另外，秋高气爽，登高远眺、游览名山大川，也能愉悦心情、放松精神、舒张气管，对预防哮喘发作有积极作用。

◎戒烟。吸烟对哮喘患者的肺部会有很大损害。哮喘患者的气道对异常刺激特别敏感，容易发生气道收缩。香烟的烟雾长期吸入气道后，不仅会产生气道收缩，使之变得狭窄。这时就会使人感到胸闷、呼吸困难、咳嗽不停并喘息，因此哮喘患者应积极戒烟。

第4节 循环系统常见疾病的防治

》晕 厥

晕厥常常是由于一时性的大脑供血不足导致大脑皮质功能抑制所致，表现为突然发生短暂的神志不清。其基本特点是发作前患者常感头部或全身不适、面色苍白、视物模糊、出汗、耳鸣等，这时若立即躺下可防止晕厥发作。

晕厥发生的原因主要是脑的血流供应突然下降，可由于心脏泵血发生问题，血压急剧下降，脑血管闭塞造成。

* 病因

◎血管舒缩障碍性晕厥。血管抑制性晕厥如因疼痛、紧张、恐惧、受惊及各种创伤等原因诱发的晕厥；直立性低血压又称体位性低血压，常见于久病卧床后突然起立；年老体弱者下蹲时间过长突然站起等原因诱发的晕厥；颈动脉窦综合征，常见突然转动颈部或衣领过紧所诱发，与颈动脉硬化或狭窄有关；排尿性晕厥，常见于成年男性，清晨或半夜起床排尿时或排尿结束时诱发晕厥；咳嗽晕厥。

◎心源性晕厥如各种心律失常、窦房综合征及心肌病、心肌梗死等。

◎脑源性晕厥常见于脑动脉硬化、脑缺血、椎底动脉病变、主动脉弓综合征及癫痫小发作等。

◎其他如低血糖、重度贫血、急性失血、窒息、气体中毒及换气过度综合征等。

* 急救

◎立即使患者平卧，头部稍低，脚抬高，同时松解衣扣。

◎用拇指末端压迫人中穴位 1 ~ 2 分钟。

◎饮热茶、姜糖开水或糖开水一杯。

◎如患者呕吐，将患者头偏向一侧，以免呕吐物吸入气管。

◎迅速查清病因，如为直立性低血压引起，可给予高盐饮食，口服麻黄素，另外直立时应缓慢；如为药物引起，应立即停药；如为排尿性晕厥者，则在夜间排尿时应取坐位；如为血管抑制性晕厥者，应避免劳累，适当休息，调剂好生活节律。

* 预防

◎在情绪紧张或是长时间站立之后，只要将两腿交叉并使全身的肌肉紧张，就可有效预防晕厥的发生。

◎喝两杯水虽然不能立即生效，却可能在 30 ~ 60 分钟内防止晕厥，其原因可能是补充了血容量。

◎坐下来将头埋在两腿间，这样会令你好受些。坐下来能避免晕厥，将头埋在腿间能使大脑获得更多血液。

» 冠心病

冠心病是冠状动脉粥样硬化性心脏病的简称，它由供应心脏物质的血管——冠状动脉发生了粥样硬化所致，这种粥样硬化的斑块堆积在冠状动脉内膜上，久而久之，越积越多，使冠状动脉管腔严重狭窄甚至闭塞，从而导致心肌血流量减少，心脏供氧不足，从而产生一系列缺血性表现如胸闷、憋气、心绞痛、心肌梗死甚至猝死。冠心病包括急性暂时性的和慢性的，可以并发下列疾病。

（1）心绞痛。心绞痛又可分为劳累性

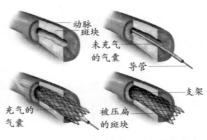

当动脉因脂肪沉积而被堵塞的时候就会发生动脉粥样硬化，阻碍血流的自由通过。血管成型术是一种可以通畅堵塞血管的方法，是将一个小气囊塞进动脉里，然后充气，压扁斑块使血流恢复。

心绞痛和自发性心绞痛两种。劳累性心绞痛的特征是由运动或其他增加心肌需氧量的情况所诱发的短暂胸痛发作,休息或舌下含硝酸甘油后,疼痛常可迅速消失;自发性心绞痛的特征是胸痛发作与心肌需氧量的增加无明显关系。与劳累性心绞痛相比,这种疼痛一般持续时间较长,程度较重,且不易为硝酸甘油所缓解。

(2)心肌梗死。心肌梗死是指在冠状动脉病的基础上,冠状动脉的血液中断,使相应的心肌出现严重而持久的急性缺血,最终导致心肌的缺血性坏死。心肌梗死可分为急性心肌梗死和陈旧性心肌梗死。

(3)缺血性心脏病。缺血性心脏病可因多种原因而发生心力衰竭,它可以是急性心肌梗死或早先心肌梗死的并发症,也可由心绞痛发作或心律失常所诱发,而心律失常有时是缺血性心脏病的唯一症状。

■ 预防

◎首先要调整膳食结构,摄取的热量不要过高,提倡"两高三低"的饮食习惯,即食用高纤维素、高蛋白及低脂、低糖、低盐的食物。各种新鲜蔬菜含有大量的纤维素,多吃为宜。身体偏胖的人,每日应尽量食用低脂、低胆固醇的食物,并限制酒精和含糖食物的摄入量。因为中老年人易发冠心病,所以年过40以后,即使血脂无异常,也应避免经常食用过多的动物性脂肪和含胆固醇高的食物,如肥肉、动物内脏、鱿鱼、骨髓、猪油、蛋黄、蟹黄、鱼子、奶油及其制品等。如发现血脂增高，应食用低脂食物，如鱼肉、虾、鸡肉等各种瘦肉及蛋清、豆制品等食物。已经确诊为冠心病的人应严禁暴饮暴食，以免诱发心绞痛和心肌梗死。提倡不吸烟、不饮酒的良好习惯。

◎应提倡适当的体力劳动和体育锻炼。参加一定的体力劳动对预防肥胖、锻炼心血管系统的功能、调整血脂代谢均有好处，是预防冠心病的一项积极措施。运动量应根据自身的身体状况和心脏功能来决定，以不过多增加心脏负担和不引起不适感觉为原则。体育活动要循序渐进，不宜做剧烈运动。

◎对于兼顾工作和家庭的职业女性来说，更应该合理安排工作和生活。生活要有规律，保持乐观愉悦的情绪，避免过度劳累和情绪激动，注意劳逸结合，保证充足睡眠。积极治疗与冠心病有关的一些疾病，包括高血压、高血脂、肥胖症、糖尿病、痛风、肝病、肾病和相关的内分泌系统疾病等。

» 贫血症

贫血是一个健康问题，主要是指红细胞中缺乏血色素，也就是缺乏血液中含铁的那一部分。血色素使血液能够从肺部传递氧气并周身循环，带走二氧化碳。贫血者精神萎靡、脸色苍白、气短吁长，不仅低氧，而且身体组织里有二氧化碳堆积。

在我们实际生活中最常见的贫血是缺铁性贫血。

缺铁性贫血的主要原因有铁的吸收减少和铁的流失增加。铁主要靠食物供给，食物中长期缺乏铁会导致贫血；身体长期慢性失血，日积月累，也是引起严重贫血的重要原因。贫血的高发人群有以下几类。

（1）长期喝咖啡、浓茶的人。咖啡可以抑制铁的吸收，浓茶中的鞣酸与铁结合会形成难溶解的物质，随粪便排出。

（2）不爱吃水果的人。水果中的维生素 C 可以促进铁的吸收，不爱吃水果的人维生素 C 摄入量往往不足，会影响血液中铁的含量。

（3）有痔疮的人。长期患有痔疮的人，会从消化道中长期慢性失血，正如同女性月经一样，甚至更严重。

（4）反复鼻出血的人。有的人有鼻中隔偏曲，或鼻腔黏膜糜烂，每遇天气干燥，鼻腔便持续少量出血，长期下来也会造成贫血。

（5）月经过多的女性。女性通常在一次月经期间失去 20 ~ 30 毫克的铁，身体内铁的含量供不应求，就很容易导致贫血。女性每次月经的失血总量为 50 ~ 80 毫升，月经过频、经量过多可达 100 毫升以上，易导致贫血。

（6）怀孕的妇女。怀孕的女性由于生理的变化，血容量会随着生理需要而增加，孕妇的血液被稀释了，怀孕一次一般母亲要消耗 1000 毫克的铁，而现在的女性，由于月经、偏食等原因，怀孕前大多已有贫血倾向，一旦怀孕，体内铁的消耗量更会急速增加，易引起贫血。

（7）长期吃素的人。植物中的铁很少，人体的铁主要靠动物性食品供给，而且植物中的植物纤维可以抑制铁的吸收。

（8）长期减肥的人。减肥而不吃早饭及午饭，或只吃那些不能使营养得以平衡的食品，食物中的铁不但减少，而且制造血红蛋白的蛋白质等原料也不足，更容易引起贫血。

（9）长期有胃病的人。食物中的铁需在酸性环境下才能处于溶解的可吸收状态，有胃病的人经常会胃酸缺乏，使铁吸收不良。而且许多胃或十二指肠溃疡病人还长期有出血情况。

* 预防

看看你是不是已经成为贫血高发人群的一员了？你必须仔细审视自己的身体，观察是否存在慢性出血的因素，有没有痔疮？是不是有很多脱皮？月经量是不是太大？有没有胃肠道疾病影响铁的吸收？有这些因素应该请教医生，解决导致贫血的原因，积极治疗贫血。从现在开始建立正确的生活方式。

◎健康饮食。要适当地吃一些肉食，如蛋黄、牛肉、肝、肾等，以便适当补充铁质；多吃水果，水果中含有维生素C，维生素C可以促进食物中铁的吸收；少饮茶，虽然茶叶中含有一些矿物质和微量元素，但茶叶中的鞣酸却会大大阻碍铁质的吸收，故还是少喝为上；使用传统的铁锅煎炒食物，因为锅与铲之间的摩擦会产生许多微小的碎屑，在加热过程中，少量的铁可溶于食物之中，所以最好使用铁锅进行烹饪；在准备怀孕之前，全面检查身体，包括检查是否贫血，如有贫血应在治疗后再怀孕；缺铁比较严重时，应该采用口服铁剂治疗，可在短期内补充铁。由于口服铁剂一般都有胃肠道副作用，如恶心、食欲不振等，因此服用铁剂时，应该在饭后服用，一方面可以减轻铁剂的胃肠道副作用，还可以使铁吸收良好。

◎女性加强更年期的保养。更年期妇女常会出现月经紊乱、经血量多、经期延长、周期缩短等现象，从而导致贫血。很多人常常是盲目吃一些补品来调理，其实，并不是所有的贫血都需要补血，所以贫血首先需要找医生确诊，若需补血则应根据医生建议采用正确的方法。

» 中 风

中风也叫脑卒中，是一类疾病的统称。这类疾病发病急骤，以突然间昏倒在地、不省人事，或突然发生口眼歪斜、语言不利、半身不遂等为特征。从现代医学的观点来看，中风就是脑血管意外。它的本质是脑部动脉或支配脑的颈部动脉发生病变，引起局灶性血液循环障碍，进而导致急性或亚急性脑损害。

中风最常见的症状就是患者出现程度不同的语言、运动、感觉功能障碍，以运动功能障碍为主者中医称

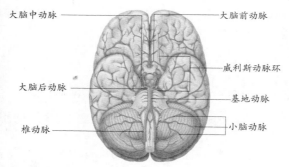

大脑中动脉 —— ———— 大脑前动脉

—— 威利斯动脉环

大脑后动脉 —— —— 基地动脉

椎动脉 —— —— 小脑动脉

脑部动脉网为大脑提供了丰富的血供。当这些血管中有一条发生破裂或阻塞时，中风就发生了。

之为半身不遂，俗称"偏瘫"。

　　中风大致上可以分成两大类：缺血性中风、出血性中风。

　　由于本病发病率高、死亡率高、致残率高、复发率高以及并发症多的特点，所以医学界把它同冠心病、癌症并列为威胁人类健康的三大疾病之一。

＊预防

　　预防中风的重要性已经引起国内外医学界的重视，医学家们正从各个方面探索中风的预防措施。

　　◎高血压是发生中风的最危险因素，也是预防中风的一个中心环节，应有效地控制血压，坚持长期服药，并长期观察血压变化情况，以便及时处理。

　　◎控制并减少短暂性脑血管缺血发作（即一过性偏

肢麻木、无力或眩晕、复视、吞咽困难、走路不稳等症状）是预防中风关键的一个环节。一旦小中风发作，须立即予以系统治疗，这样才可能避免发生完全性中风。

◎重视中风的先兆征象，如头晕、头痛、肢体麻木、昏沉嗜睡、性格反常时，就应采取治疗措施，避免中风的发生。

◎消除中风的诱发因素，如情绪波动、过度疲劳、用力过猛等，应自我控制和避免。

◎及时治疗可能引起中风的疾病，如动脉硬化、糖尿病、冠心病、高脂血症、肥胖病、颈椎病等。

◎饮食要有合理的结构，以低盐、低脂肪、低胆固醇为宜，适当多食豆制品、蔬菜和水果。应忌烟，少酒，每日饮酒不应超过 100 毫升（白酒）。定期有

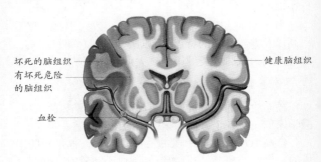

坏死的脑组织 ——

有坏死危险的脑组织

血栓 ——

—— 健康脑组织

当血管阻塞后，供应脑部某一区域的氧和营养物质中断，导致缺血性脑中风发作。该区域的脑细胞若没有及时给予血液补充，就开始死亡，进而影响行走、说话和视觉等功能。

针对性地检查血糖和血脂。

◎坚持体育锻炼和体力活动，能促进胆固醇分解从而降低血脂，降低血小板的凝集性，并能解除精神紧张和疲劳。

◎要注意心理预防，保持精神愉快，情绪稳定。做到生活规律，劳逸结合，保持大便通畅，避免因用力排便而使血压急剧升高，引发脑血管病。

◎在气候变化时应当注意保暖，预防感冒；不要用脑过度；平时外出时多加小心，防止跌跤；起床、低头系鞋带等日常生活动作要缓慢；洗澡时间不宜太长。

» 低血压

生活中，人们总担心血压高，而很少顾虑血压低。其实低血压也是病。成年人上臂血压低于 12.0/8.0 千帕，老年人低于 13.3/9.3 千帕，称为低血压。

低血压往往不为人们所重视，这是因为在生活中低血压对健康的危害不像高血压那么突然。事实上，低血压也须警惕。

青年人的低血压往往表现为精神疲怠、四肢乏力，坐起时感到头晕、眼前发黑、心慌等，好发于身体瘦弱者。老年人可因体弱或神经血管调节功能退化导致低血压，高血压患者在服用降压药不当的情况下也会出现相对低血压症。

低血压可分为急性和慢性两种。急性低血压多由

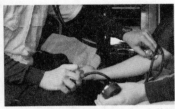

测量血压需要读两个数值，这两个数值代表了心脏搏动和休息时血管内的压力。测量血压时，上臂绑上充气套囊。当套囊缓慢放气的时候，医生用听诊器听上臂血管搏动的声音。

创伤、出血、感染、过敏等病因导致血压突然下降低于正常范围，医学上称为休克。慢性低血压又分为原发性和继发性两种，前者由于体质或遗传等原因引起；后者指继发于其他疾病的低血压，如心血管疾病、内分泌疾病、慢性消耗性疾病等。

＊症状

低血压患者病情轻微时，症状可有头晕、头痛、食欲不振、疲劳、脸色苍白、消化不良、晕车（船）等，以及情绪自控能力差，反应迟钝或精神不振。严重时表现为站立性眩晕、四肢厥冷、心悸、呼吸困难、共济失调、发音含糊，甚至昏厥，需长期卧床。

由于血压低，脑和各脏器的血液供应不足，导致血液循环缓慢，远端毛细血管缺血，以致影响组织细胞氧气和营养的供应，二氧化碳及代谢废物的排泄。尤其影响了大脑和心脏的血液供应。长此以往使机体功能大大下降，主要危害包括：视力、听力下降；诱发或加重老年性痴呆；头晕、昏厥、跌倒、骨折发生率大大增加；乏力、精神疲惫、心情压抑、忧郁等情况经常发生，影响生活质量。据国外研究，低血压可能导致脑梗死和心肌梗死，给患者、家庭和社会带来严重问题。

* 治疗

低血压患者如无任何症状，无须药物治疗。主要的治疗方法有以下几种。

◎改善体质，增加营养，多喝水，多吃汤类食品，每日食盐略多于常人。

◎对于严重的低血压（伴有明显症状），必须给予积极治疗。近年来推出 α 受体激动剂，具有血管张力调节功能，可增加外周动、静脉阻力，防止下肢大量血液瘀滞，并能收缩动脉血管，从而提高血压，增加大脑、心脏等重要脏器的血液供应，改善低血压的症状，如头晕、乏力、易疲劳等症状。其他药物还有：麻黄素、双氢麦角氨、氟氢可的松等。

* 预防

◎从卧位、坐位和蹲位转为立位时动作要缓慢，以免造成突然脑供血不足。

◎尽量穿偏紧的衣裤和袜子，以帮助血液回流。

◎饮食可偏咸，多喝开水，以增加血容量。

◎加强运动锻炼，以增强体质。

第5节　泌尿系统常见疾病的防治

》尿 频

专家指出，正常成人每天日间平均排尿4～6次，夜间就寝后1～2次。如排尿次数明显增多，就是尿频。中医将尿频列为肾虚的症状之一。的确，当人

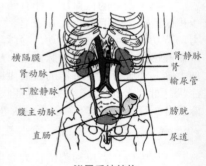

横隔膜
肾动脉
下腔静脉
腹主动脉
直肠

肾静脉
肾
输尿管
膀胱
尿道

泌尿系统结构

的体质下降时就容易出现尿频现象，也容易伴随出现性功能下降。

＊病因

尿频的主要原因包括以下几个方面：

◎尿量增加。在生理情况下，如大量饮水，由于

进水量增加，尿量也会增多，排尿次数亦增多，便出现尿频。在病理情况下，如部分糖尿病、尿崩症患者饮水多，尿量多，排尿次数也多。

◎炎症刺激。患急性膀胱炎、尿道炎、肾盂肾炎、外阴炎等都可出现尿频症状。在炎症刺激下，尿频、尿急、尿痛可能同时出现，被称为尿路刺激征。

◎非炎症刺激。如尿路结石、异物等。

◎膀胱容量减少，如膀胱占位性病变、结核性膀胱挛缩或较大的膀胱结石等。

◎尿道及季节因素。尿频但每次尿量不多，尿时无痛苦，也无其他症状，首先要考虑局部因素，如尿道口发炎，包皮过长，或蛲虫刺激阴部等。此外，季节因素，冬季多尿是正常现象。

◎饮食性多尿。如尿频同时每次尿量多，而无其他表现时，首先要注意是否喝水太多，尤其是喜欢喝茶的人多发生这种情况。

◎神经性尿频。膀胱逼尿肌发育不良，神经不健全，可发生白天点滴性多尿，可达 20 ~ 30 次，但是夜间排尿正常，有反复发作趋势，尿实验室检查正常。

◎泌尿道炎症。如尿频、尿急、尿痛或伴发热，应考虑有泌尿系统感染，如膀胱炎、肾盂肾炎等。尿检查显微镜下可查到脓细胞或大量白细胞，严重时伴有全身感染中毒症状，需用抗生素治疗。

◎特殊疾病。如尿频伴尿量多，同时有口渴多饮、消瘦的情况，应注意检查尿液，如尿内含糖则应考虑糖尿病，如尿内无糖而比重低则应想到尿崩症。

✻治疗

◎尿频应针对病因进行治疗，如果是由于炎症引起，一旦发现尿频、夜尿增多、排尿不畅等症状，中老年男性就应及时到具有泌尿专科的正规医院就诊，进行相关检查与合理治疗。治疗应以抗感染为主。如果是因蛲虫所致则应先驱虫。包皮过长可行手术，单纯饮水量过多可适当控制进水量等。此外，还要注意局部清洁卫生，勤洗澡、换衣。

◎平时注意调节日常饮食和生活习惯。一天饮用的水量控制在1500～2000毫升，少食辛辣刺激性食品，少喝酒、咖啡，适当控制食盐的摄取量，以利于肾脏保持水分。可喝淡盐开水、低浓度糖水，不要大量饮用高热量饮料，以防热量摄取过多引起体重急剧增加。尿频者因体内失钾较多，应补充含钾丰富的食物，如香菇、白菜、豆类、花生、核桃、西瓜、香蕉等。

◎大小便时尽量用力排干净，可做盆腔部训练，如跑步、爬山，活动筋骨等，避免打麻将或踩自行车等长时间久坐行为。

》尿 痛

尿痛是指排尿时感到尿道、膀胱和会阴部疼痛。其尿痛的疼痛程度有轻有重，常呈烧灼样，重者痛如刀割。尿痛常见于尿道炎、前列腺炎、前列腺增生、精囊炎、膀胱炎、尿路结石、膀胱结核、肾盂肾炎等。

◆ 症状

◎排尿开始时尿痛明显，或并发排尿困难者，病变多在尿道，常见于急性尿道炎。

◎排尿快结束时疼痛，且并发尿急者，病变多在膀胱，常见于急性膀胱炎。

◎排尿末疼痛明显,排尿后仍感疼痛,或觉"空痛",或不排尿亦痛者，病变多在尿道或邻近器官，如膀胱三角区炎、前列腺炎等。

◎排尿突然中断，伴疼痛或尿潴留，多见于膀胱、尿道结石或尿路异物。

◎排尿不畅伴胀痛,老年男性多提示前列腺增生，亦可见于尿道结石。

◎排尿刺痛或烧灼痛，多见于急性炎症刺激，如急性尿道炎、膀胱炎、前列腺炎、肾盂肾炎。

◆ 预防

生活中，预防尿路感染所引起的尿痛，男性要从以下几方面加以注意。

◎每日要补充足够的水分，保持一定的尿量(不少于1500毫升)，以使尿液有效冲洗尿道，及时把细菌等有害物质排出体外。

◎保证充足的睡眠，注意劳逸结合，确保机体具有较强的抵抗能力。

◎注意个人卫生，做到勤洗澡，勤换内裤。内裤不宜过小或太紧，内裤的面料应选择吸湿性、透气性均好的棉、麻织品。

◎应在专业医生的指导下合理用药，不要自行用药。

◎因工作紧张，喝水少引起的短时尿痛，一旦改变不良生活习惯，症状可自行消失。若不注意，会进一步引发感染。

» 尿路感染

每个女性几乎都会经历尿路系统感染。如果出现了尿频、尿急、尿痛的症状，有时还伴有腰酸和小腹胀痛，那么你十有八九是患上尿路感染了。女性尿路感染的发病率约为男性的 10 倍，这与女性尿路生理有关。

* 症状

急性尿路感染一般比较突然，不发热，也没有寒战，就是尿频、尿急与尿痛，有的排尿时连小腹部及会阴部也痛。尿量少，但浑浊，偶尔还见血尿，若伴有尿潴留，下腹会有持续性隐痛与压痛。要是并发肾脏疾病（如肾盂肾炎），则会出现全身症状，像寒战、发热、腰酸和胃肠不适等。

当急性尿道膀胱炎发病时，患者有尿频、尿急、尿痛及下坠的感觉，严重时甚至肉眼可见血尿。不断更新膀胱内尿液，经常排尿冲洗尿道，是预防和减少尿路感染的重要因素。有些女性出于种种原因不知不觉养成了憋尿的不良习惯，甚至有些人为了减少上厕所的麻烦而不愿意喝水，这样做无疑可增加尿道反复感染的机会。发生尿道感染后治疗不彻底，细菌未能完全杀灭便停药，残留的病菌还潜伏在那里，一旦遇到劳累或身体抵抗力降低时，残留潜伏的细菌又再滋生繁殖，这是泌尿系统感染反复发作的另一种原因。泌尿系统感染者同时患有先天性畸形、梗阻、结石等，也是尿路感染反复发作的重要诱因。所以治疗一定要彻底，不能症状稍有好转便停药，最好是尿常规检查3次均正常或尿培养转阴性后才停。

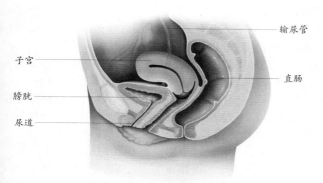

许多医生认为女性由于尿路相对较短更容易产生泌尿系统感染，这是由于生理结构上的差异，使细菌更容易进入女性的膀胱所致。

*防治

◎培养良好的生活习惯。其实尿路感染是完全可以预防的，其中最重要的就是要多饮水，大量运动出汗后更要及时补充水分，以免因饮水不足而造成尿量少而浓，以致不能及时把细菌等有害物质排出体外；为避免因过度劳累而降低身体对疾病的抵抗能力，哪怕是繁忙，也应保证充足的睡眠；内裤以全棉为佳，不宜过小或太紧，比如，现在市场上卖的那种丁字裤最好不要穿；要注意个人卫生，勤洗澡，勤换内裤，大便后手纸应由前向后擦拭；性生活后排尿有利于冲走尿道口的细菌。此外，每周至少食用3次含有乳酸菌的奶制品，也有助于帮助女性避免尿路感染。如果经常会发生尿路感染，平常也很注意个人卫生，就应该去医院检查有无其他原因。

◎及时就医。如果已经发生了尿路感染，应及时到正规的医院就诊，在发病早期做到早诊断、早治疗，及时给予足量有效的抗生素治疗；在医院可以做尿液细菌培养，明确感染了什么细菌，细菌对什么药物最为敏感，从而做到有的放矢，减少细菌耐药性的发生。

◎科学用药。尿路感染者用药时应该注意不要症状消失就停药，否则很容易复发，而长期拖着不治疗的患者很可能会使炎症向上蔓延引起膀胱、输尿管甚至肾脏的炎症。

第6节 女性生殖系统常见疾病的防治

》经前综合征

经前综合征指排卵期或之后开始，并在月经干净时结束的一些症状。它是人体失衡的一种指征，要么是心理失衡，要么是营养或激素失衡。经前综合征的特殊意义就是要我们注意这些失衡现象，并加以修复，以免转变成更严重的问题。

经前综合征的影响轻重不一，人跟人也不一样，可能包括肿胀、痉挛、头痛、潴留、后背疼痛、压抑、腹部压力、失眠、糖渴望、焦虑、易怒、乳房酸痛和情绪波动等。

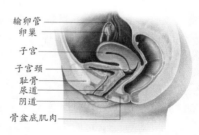

输卵管
卵巢
子宫
子宫颈
耻骨
尿道
阴道
骨盆底肌肉

月经失调的根源可能在卵巢、输卵管或子宫，应进行全面的检查以确定真正的病因。

经前综合征最常见于 30～40 岁的育龄女性。

259

典型的经前综合征在经前一周开始，症状逐渐加重，至月经来潮前 2 ~ 3 天最为严重，月经来潮后突然消失。有些病人症状持续时间较长，一直延续到月经开始后的 3 ~ 4 天才完全消失。患经前期综合征的女性身体往往会出现多种不适症状，严重者还伴有精神症状，其中焦虑症状居多，占 70% ~ 100%。60% 的经前期综合征患者有乳房胀痛或体重增加，45% ~ 50% 的患者有低血糖症状，约 35% 的患者有抑郁症状。经前期综合征的病因目前还不十分清楚，但一般认为和内分泌、脑神经递质、前列腺素作用和维生素 B_6 缺乏等一些因素有关。

*防治

经前不适与营养素的缺乏有关，补充相应的营养素，可以帮助你轻松愉快地度过这段时间。

◎维生素 B_6。研究表明，那些摄入了足够维生素 B_6 的女性，在经前也能够保持情绪的稳定。富含维生素 B_6 的食物依序为鲑鱼、鸡肉、黄豆、米麸、芥菜、扁豆、虾、芦笋等。

◎维生素 E。一到临近经期，就发现自己的胸部变硬，乳房胀痛到一点都不能碰时，可补充维生素 E 来缓解这一情况。富含维生素 E 的食物依序为小麦胚芽油、胡桃油、葵花子油、大头菜、小麦胚芽、苹果、小麦等。

◎锌。月经来潮的前几天，讨厌的痘痘总是准时出现在某些女性的脸上。痘痘是女人最烦恼的事，有研究表明，不长痘痘的女人体内锌的含量明显比长痘痘的女人高。锌能阻碍一种酶的生成，这种酶能够导致发炎和感染。富含锌的食物有麦麸、小麦胚芽、鸡肉、米麸、青豆、豆粉、糙米、桃子、大麦等。

◎钙。你总是会在经前一周发胖？这种情况很普遍，因为这个时候很多女人特别容易觉得饿，而且对甜食有强烈的渴望。而那些经前摄入比较多钙的女性，饥饿的感觉会减少48%，因为这时雌激素的分泌增加，阻碍了钙被溶解在血液中。因为缺钙，女性的情绪也更容易起伏，情绪不好的女性容易通过暴饮暴食来发泄不快。通过补充含钙高的食物，你便可以缓解经前饥饿的症状。

◎适度运动。适度运动是治疗经前不适症的积极方式。每天花一点时间进行运动，不但能改善生理情况，同时也可以获得心理的愉悦。在过去人们只知道服用止疼片、使用热水袋与休息，其实这只是治标的方法。一旦经痛开始，我们所能做的只是蜷曲在床上，承受痛苦。其实，维持良好的健康状况才是治本的根源。因此，在月经将来临时多运动，如游泳、做瑜伽、快步走、慢跑、打网球等，选择一项适合自己的运动，必能有所改善。如果症状太过严重，也可请教医生来帮助缓和症状，直到学会自己应对。

◎服用激素。如果你在月经来临时有出远门的计划，无论如何这都会影响你的心情与计划。现在市面上有出售改变月经日期的激素制剂，服用期间月经会延后，而在停止服用之后月经也会恢复正常。这种方式虽然看起来很方便，但是这种药剂若使用不当可能会留下后遗症，应引起注意。激素制剂含有黄体激素、促卵泡激素，经常服用可使头发变浓，但偶尔服用则不用担心。正当发育期的少女，由于卵巢还未臻成熟，要绝对避免，否则可能从此导致月经不顺。

» 乳腺癌

乳腺癌是发生在乳腺上皮组织的恶性肿瘤，是一种严重影响女性身心健康甚至危及生命的最常见的恶性肿瘤之一。乳腺癌是指乳腺上皮细胞在多种致癌因子作用下，发生基因突变，致使细胞增生失控，由于癌细胞的生物行为发生了改变，呈现出无序、无限制的恶性增生。大量的癌细胞无限增殖和无序状地拥挤成团，挤压并侵蚀破坏周围的正常组织，破坏乳房的正常组织结构。

乳腺虽然不是人体生命活动的重要脏器，但因为乳腺细胞发生突变后便丧失了正常细胞的特性，组织结构紊乱，细胞连接松散，癌细胞很容易脱落游离，随血液或淋巴液等播散全身，形成早期的远端转移，全身重要脏器的转移如肺转移、脑转移、骨转移等都将直接威胁人的生命，因此乳腺癌是严重危及人体生命的恶性疾病。

乳腺癌常见症状有乳房有
肿块、质硬、不光滑、多为单
发；乳头有溢血性分泌物；两
侧乳房不对称；乳头回缩，乳
房皮肤呈橘皮样改变；乳头或
乳晕处出现表皮糜烂、湿疹样
改变；乳房显著增大、红肿、
变化进展较快；乳房缩小；腋
窝淋巴结肿大，有时可感到腋
窝内有物体挤压感；到晚期，
乳房局部可破溃形成溃疡，可
出现锁骨上淋巴结肿大，可有

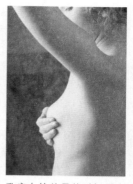

乳房自检的最佳时间是在
月经开始 7 天后，此时乳
房不会有触痛。

骨痛、腰痛、腹胀、上腹气块、贫血和消瘦等。

如果你发现以上情况，必须尽快到医院就诊。

＊预防

除了经常进行自我检查外，最好的办法当然是做
好日常保健，预防乳腺癌的发生。

◎避免饮酒、咖啡。每日饮酒 1 杯或 1 杯以上者，
患乳腺癌危险性比很少饮酒者增高 45％ 以上，这种危
险性在绝经前女性中最为显著。酒精可刺激脑垂体前
叶催乳素的分泌，而催乳素又与乳腺癌发生有关。因此，
女性尤其是绝经前后的女性，应戒酒或少饮酒。同样，
咖啡也应该少喝。咖啡、可可、巧克力等食物中含有

大量的咖啡因、黄嘌呤，可促使乳腺增生，而乳腺增生又与乳腺癌发生有关女性特别是绝经前女性，如果过多地摄取这类食物，随着咖啡因的大量摄入，乳腺癌发生的危险性就会大大地增加。因此，女性，尤其是中年以上的女性，应少饮咖啡，少吃巧克力。女性可以多吃白菜和豆制品、鱼类。白菜里含有一种化合物，约占白菜重量的1％，能帮助分解雌激素；豆制品则含有异黄酮，能有效抑制乳腺癌的发生。此外，玉米、食用菌类、海藻类、大蒜、番茄、橘类和浆果类水果等蔬果也有作用。而鱼类中则含有一种脂肪酸，具有抑制癌细胞增殖的作用，经常适当地多吃些鱼，对预防乳腺癌十分有益。

◎注意饮食。女性要从饮食上"封锁"乳腺癌。人体内过多的脂肪能转化为类雌激素，刺激乳腺组织增生。另外，大量摄取脂肪，还会导致身体免疫功能降低，给癌症造成可乘之机。从预防乳腺癌的角度出发，女性还是有必要保持传统的低脂肪、高纤维膳食的习惯。

◎多运动，有规律地长期运动，消耗多余的脂肪，身上没有赘肉，保持体内的雌激素水平不要过高，就会降低患乳腺癌的概率。有统计显示，育龄女性每周平均进行4小时的体育锻炼，患乳腺癌的危险性要减少60％。

» 宫颈癌

肿瘤对于我们的威胁是不容忽视的，特别是在妇科肿瘤中，宫颈癌的发生率已仅次于乳腺癌，居第二位。全世界每年大约有 20 万女性死于宫颈癌。我国每年约有 5.3 万女性死于宫颈癌，宫颈癌发生率是发达国家的 6 倍。

宫颈癌是指发生在子宫阴道部及宫颈管的恶性肿瘤。宫颈癌的转移，可向邻近组织和器官直接蔓延，向下至阴道穹隆及阴道壁，向上可侵犯子宫体，向两侧可侵犯盆腔组织，向前可侵犯膀胱，向后可侵犯直肠。也可通过淋巴管转移至宫颈旁、髂内、髂外、腹股沟淋巴结，晚期甚至可转移到锁骨上及全身其他淋巴结。当宫颈癌的症状出现 3 个月后就诊者已有 2/3 为癌症晚期。宫颈癌最常见的症状是白带增多和阴道出血，白带可为米汤样或粉红色，且有恶臭；阴道出血开始于性交后、排便后或妇科检查后，绝经后出现阴道流血更应注意。

通常宫颈癌的高发人群有：

（1）乳头瘤病毒（HPV）感染者。

（2）多性伴侣者。如果性伴侣多，性交过频，则会产生多种抗体（异性蛋白），所以更容易患宫颈癌。

（3）早婚多育者。20 岁以前结婚的患病率比

21～25岁组高3倍，比26岁以后结婚者高7倍。同时，宫颈癌的发生率随产次增加而递增，7胎以上比1～2胎的妇女高10倍以上。

（4）宫颈不典型增生者，特别是中度和重度患者，若不积极治疗，也可能转化为宫颈癌。

（5）口服避孕药和吸烟者也是宫颈癌高发人群。

▓ 预防

◎卫生。平时应注意外阴及内裤的清洁，注意经期及性生活卫生，经期勿性交。另外，女性要洁身自好，不要滥交，这样也能有效地降低宫颈癌的发病率。

◎生活方式。高脂肪、高热量的食物、繁重的工作和生活压力加上缺少运动，对女性的身体健康非常不利，会导致人体内环境不均衡，使宫颈癌有可乘之机。女性应采取积极的生活方式，改变不良饮食结构，多吃一些具有防癌功效的蔬菜、水果等食物，积极锻炼身体，保持身心健康。

◎检查。癌的发生并非一朝一夕的事，有一个逐渐演变的过程，因此，通过定期的普查，能发现一些癌前病变，以及无症状的癌，进而给予积极的治疗。

◎治疗慢性宫颈炎及宫颈糜烂。这两种疾病长期不愈，均可引起宫颈不典型增生，目前认为宫颈不典型增生是癌前病变。对于已经发现的宫颈病变及生殖系统感染类病症，一定要提高警惕，积极采取相应的治疗措施，以防宫颈癌的发生和发展。

» 盆腔炎

女性盆腔范围包括生殖器官（子宫、输卵管、卵巢）、盆腔腹膜和子宫周围的结缔组织，在此处发生的炎症统称为盆腔炎。盆腔炎是一种较为常见的妇科病，引起盆腔炎的主要原因有个人卫生条件差、宫内节育器的应用、产后及流产后感染、妇科检查及手术时对无菌操作重视不足、不洁的或经期性交等，上述因素都容易导致病原体的侵入而发生盆腔炎。

盆腔炎与女性生殖器的特殊结构有很大关系。女性外生殖器的外露部分有开口，与深藏于盆腔的内生殖器又是相通的，病原体很容易由此直接或间接上行感染而引发盆腔炎。月经期、分娩、妇科手术、过度而不洁的性生活、不良的卫生习惯等因素均可以使女性生殖系统原有的自然保护机理受到破坏。

性生活过于频繁的人以及同性恋者也容易患盆腔炎。此外，如果性关系混乱，互相交叉感染使某些特异性疾病通过性行为

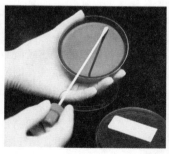

阴道分泌物培养，将阴道分泌物涂于载玻片或培养皿中，在显微镜下观察。

而广泛传播，因此而导致的特异性盆腔炎发病率也比较高。医源性感染后广谱抗生素的大量或长期使用、皮质激素以及抗代谢药物的应用、放疗以及化疗的强度增加、各种妇科手术及计划生育手术均可以因为病人的防御能力下降而使盆腔内受到感染。

此外，结核病、阑尾炎、外科手术、子宫内膜异位症、妇科肿瘤等疾病和因素也容易导致盆腔炎的发生。

盆腔炎可分为急性盆腔炎和慢性盆腔炎。急性盆腔炎的表现可因炎症的轻重与范围大小而有不同，常有高热、寒战、头痛、食欲不振和下腹疼痛等症。有腹膜炎时，可伴有消化系统症状如恶心、呕吐、腹胀、腹泻等。有时有泌尿道受压或受刺激的症状，如排尿困难、尿频、尿痛。盆腔检查时，阴道内有大量脓性分泌物、阴道充血、穹隆有明显触痛、子宫颈充血或水肿、子宫体略大而有压痛、活动度受限制、子宫两侧压痛明显。

慢性盆腔炎常为急性盆腔炎未能恰当彻底治疗或患者体质较差、病程迁延所致，可表现为低热、易感疲乏，还可能有神经衰弱的症状，如精神不振、周身不适、失眠等。当女性抵抗力差时，会有下腹部坠胀、疼痛及腰骶部酸痛症状，常在劳累、性交后、排便时及月经前后加剧；月经和白带增多，卵巢功能损害时可有月经失调，输卵管粘连阻塞时可致不孕。

*防治

◎为了预防盆腔炎的发生，首先要特别注意外阴的清洁，每天都应该进行外阴清洗和内衣裤更换，用温开水作为清洗液。另外还要注意清洗器具的选择，每个女性都应该有专门的盆，通常一天洗一次就可以了，最好大便完后

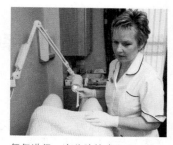

每年进行一次盆腔检查可尽早发现盆腔疾病，从而增加治愈的成功率。

也清洗一次。此外，卫生巾要选质量好的，性生活前双方都应该清洗外生殖器。

◎女性应该注意经期、孕期、分娩期及产褥期卫生，预防感染；妇科手术前要做好手术的准备，注意保持外阴清洁，术前3天避免性交；术后注意外阴、阴道清洁，用温热水洗外阴，经常更换护垫及内裤，2~3周内禁止性生活。

◎如果已经患上了慢性盆腔炎，则应注意个人卫生，增加营养，锻炼身体，劳逸结合，提高机体抵抗力，争取彻底治愈。

第 7 节　男性生殖系统常见疾病的防治

»阳　痿

阳痿又称为"阴茎勃起障碍"，临床表现为：男子未到性欲衰退期，阴茎不能充血勃起，或勃起不够坚硬，或不能保持足够的勃起时间；甚至是有些男子性欲衰退，或完全没有性欲、阴茎痿软等，而上述情况经过反复多次出现性交失败者，称为阳痿。此外，阳痿患者常因精神压力过大而影响生理，故常伴有精神抑郁、食欲不佳、失眠、早泄等症状出现。

＊病因

◎精神因素。可能来自焦虑、潜意识的心理冲突、婚姻障碍。性交频率太低，或错误的性观念造成的压力等。

◎环境因素。长期酗酒或生活习惯不正常等。

◎生理因素。手淫成习、性交过多、勃起中枢常处于紧张状态，或器质性疾病如睾丸受伤、阴茎静脉漏血、动脉充血不足，或慢性疾病如糖尿病、高血压及心脏病等，也可能影响性功能。

◎药物因素：长期接受化疗、使用过多安眠药或麻醉药品等。

＊防治

◎精神调养，排除杂念，清心寡欲，陶冶情操是关键。患病期间要抽出一定的时间，夫妻之间交流感情，以提高对性爱的兴趣。

◎避免过度的脑力劳动，适当参加体力劳动和体育锻炼，增强体质。

◎节制性欲，戒除手淫。夜间进食不宜过饱，睡前用温水洗脚，被褥不宜过厚，衬裤不宜过紧。

◎尽量避免服用抑制性功能的药物，如利舍平（利血平）、呋塞米（速尿）、螺内酯（安体舒通）、阿托品、西咪替丁（甲氰咪胍）、哌替啶、氯氮（利眠宁）、黄体酮等。

◎经过治疗勃起功能有所恢复，切忌急于行事，纵欲更伤肾气阴精，再次引起阳痿，则更难调治。所以初愈者应夫妇分床，停止性生活一段时间。

◎勿抽烟喝酒。经常抽烟会损伤供应阴茎血液的毛细血管，降低性能力。酒精不仅影响男性性能力，而且也潜藏诱发心脏病的危机和一些可怕的副作用。

◎避免剧烈运动、热水浴和蒸汽浴。

» 早 泄

早泄是临床较常见的性功能障碍之一。一般认为，早泄是指男性在阴茎勃起之后，未进入阴道之前或刚刚进入而尚未抽动时便已射精，阴茎自然随之疲软并进入不应期。男性在性交时，从性交开始至射精的时间，随年龄和体质的不同，每个人有差异，年轻时稍长，壮年以后渐短，性生活经验积累增多时，时间也会长些。

■病因

早泄的病因多是功能性的。早泄的典型病史是，首次性交是在害怕被人发现的环境中进行的，只为很快达到性高潮，久而久之则形成了习惯，即使在良好松弛的环境中也难以改变；另一种情形是经常采用性交中断避孕法，即男性在即将射精时将阴茎抽出体外排精。这种性交方式中，双方通常紧张地把精力集中于何时将阴茎抽出，而使得男性急于达到射精并最终形成快速射精反应。

此外，手淫、长期禁欲后性交、蜜月期、环境因素、女方对性生活厌烦及性交过于拘谨等均易导致早泄发生。一些器质性因素如龟头过敏、精囊炎、精阜炎、射精阈低等也可引起早泄。

新婚之夜，夫妻之间第一次性生活，心情激动，神经高度兴奋，新郎可能在刚刚接触到性器官或阴茎刚刚进入阴道时就发生射精；还有夫妻久别重逢，性兴奋较快，男子出现射精早一些，这些情况不能认为是早泄。

*防治

◎性交前的情绪正常与否，对射精快慢有很大影响。情绪激动和紧张，常常会导致早泄。性交动作幅度过大，增强刺激强度，常加速射精。应降低阴茎抽动的幅度和速度，同时女方应主动迎合动作，尽快达到性高潮，以求双方满意。

◎做足性生活前的爱抚、吮吻，使女方先进入兴奋期乃至平台期，则较易满足女方性要求。

◎避免手淫，节制性生活，有利于防治早泄。

◎进行适当的文体活动，如听音乐，锻炼身体，调节情操，增强体质，有助于防治早泄。

◎改变性生活时间。人们一般将性生活安排在晚上，但如果你将其改在睡醒时，身体疲劳已解除，精力旺盛，也有助于防止早泄。

◎戴双层安全套，可降低阴茎的敏感性，延长射精时间。

◎男方分散对性交的注意力，比如目光离开女方，将阴茎感觉转移到思考其他问题，甚至数数，都将有助于延缓射精。

◎在接受行为治疗后采取女上位性交法一段时间，以缓解丈夫的紧张度，并增加对阴道刺激的适应性。

◎戒酒，避免辛辣刺激。平时可多食动物肾、狗肉、羊肉、鹿肉、麻雀、黄鳝、泥鳅、虾、公鸡、核桃仁、黑豆等；还须配合食用一些固精类食品，如芡实、莲子、山药、五味子、金樱子、覆盆子等。患者表现为精神紧张、精液易泄、心烦盗汗、耳鸣腰酸等阴虚火旺征象者，切不可多食上述温补助阳的食品，而应以清淡适口、富有营养之食物为宜，如蔬菜、水果、蛋乳类、水产品等。

» 不育症

一对夫妇在未采取避孕措施而发生的性关系 1 年以上仍不能受孕称为不孕症。估计 10%～15% 的夫妇患有不孕症。男性不育症主要为不能产生健康的精子到达女性的输卵管使其卵子受精。

病因

在正常情况下，男性生殖系统可产生、储存和运输精子，睾丸产生精子和雄性激素睾酮。在性高潮时，精子在精液的运送下到达阴茎，并被释放出体外。整个过程是在激素的调控下完成的，并依赖于整个生殖系统功能的正

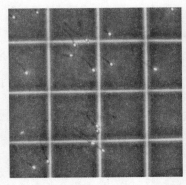

方格缩放法显示了一个低水平非正常数量人类精子的视野。屏幕行协助精子计数。此图中，每毫升射出的精液中含有6000 万个精子，但正常水平应为每毫升 1.13 亿个精子。

常运行。因此导致男性不育的因素有很多。

有些男性因为遗传因素或吸烟、饮酒及滥用药物等生活方式导致精子过少。服用处方药物、性传播疾病、长时间生病、童年时发生过感染或激素缺乏也可能造成少精。长期接触放射线、甾体类药物、化疗、毒性化合物等均可影响精子的形成。

一些组织结构性异常，如精索静脉曲张，可以减少传送到阴茎的精子量。无精症是指男性完全不能产生精子，是由生殖系统的损伤或者激素失衡造成的。

勃起障碍和逆行射精也可导致男性不育。在逆行射精时，精液不能从阴茎射出体外而是逆行至膀胱。

＊预防

有些由结构性异常和遗传因素造成的不育症是无法预防的。选择健康的生活方式，如营养均衡的饮食和进行有规律的体育锻炼可以帮助男性保持强壮的生殖系统。男性应将饮酒量减至最低，不用违禁药物和避免高风险的性行为。

＊治疗

根据不育症的病因采取相应的治疗手段：

- 激素缺乏

可给予 6 个月或更长时间的激素注射治疗。

- 生殖器感染

使用抗生素治疗感染。

275

- **逆行性射精**

因这种状况通常是永久性的，从尿液中回收精子用于辅助人工授精。

- **精索静脉曲张**

外科医生阻断增大的静脉，使血液流向其他健康的静脉。

- **梗阻**

外科医生会移去梗阻，建立一个生殖管道旁路。

- **针灸和艾疗**

研究显示使用艾条在针灸穴位或其附近燃烧，可以用于提高精子的质量。研究中 19 名不育症患者使用针灸和艾疗 10 周后，正常的精子数量增加了。

- **体外受精（IVF）和卵胞质内单精子注射（ICSI）**

当前述方法均无效时，有些不孕夫妇会选择采用辅助手段来帮助受孕。许多人选择体外受精（IVF）和卵胞质内单精子注射（ICSI）。进行体外受精时，将从妇女卵巢中取出的卵子加入已放入精子的试管中，如果精子使卵子受精,医生将受精卵放入妇女的子宫，使其完全发育成胎儿。ICSI 是采用显微受精技术将精子直接注射入实验试管中的卵子内，有时精子直接取自男子的睾丸而非由射精得到。

» 前列腺疾病

前列腺炎和良性前列腺增生是常见的前列腺疾病。

前列腺炎的特征是位于膀胱和尿道之间的腺体发红、肿大、有热感。前列腺炎患者在小便时会有烧灼感、尿频、两腿后侧或内侧有疼痛感、发热、畏寒、易感疲劳。

良性前列腺增生（BPH）中，即前列腺体积增大，伴随有尿频和尿急现象，无法排尿和停止排尿困难，有时尿中带有少量血。有些 BPH 患者没有这些症状，而有的患者则有其中一种或一种以上的症状。如不及时治疗，BPH 可导致尿路感染和肾损害。

◆ 病因

前列腺炎通常是由细菌感染造成的。细菌攻击身体的防御体系，导致明显的炎症。

细菌性前列腺炎反复发作提示有前列腺异常导致的细菌反复感染。

良性前列腺增生是自然衰老进程的结果。随着年龄的增长，男性的前列腺继续在雄激素睾酮的刺激下长大，最终前列腺变得很大，挤压阻塞了尿道，阻断了排尿。

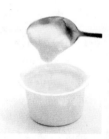

吃含有活性乳酸菌的酸乳酪可以预防前列腺炎的发生。

增大的前列腺带来的压力也影响了对膀胱的控制。

◆ 预防

健康的生活方式是增强身体防御能力和延缓衰老

277

进程的最好方法。保持健康、平衡饮食，多吃水果、蔬菜、谷物，少吃饱和脂肪会减少前列腺炎和 BPH 的发生。

*治疗

根据前列腺疾病的病因会选择相应的治疗方案。

◎抗生素药物。口服抗生素用于治疗细菌性前列腺炎。

◎前列腺按摩术。通过按摩前列腺可减少慢性前列腺炎的水肿并缓解其症状。

◎热水浴。反复发作性前列腺炎患者可以进行热水浴来放松肌肉，减少排尿过程中的烧灼感。

◎外科手术。切除部分或全部前列腺，可以减轻尿道狭窄并降低膀胱压。根据前列腺的大小，外科医生选择不同的手术方式。

经尿道前列腺切除术（TURP）是利用前列腺切除器将前列腺的一节段切除。这个手术是在前列腺和膀胱颈处做数个小切口，这样就能松弛围绕在膀胱周围的肌肉，改善尿液排泄。

» 男性更年期

男性更年期由睾丸功能退化所引起。而睾丸的退化萎缩是缓慢渐进的，性激素分泌减少也是缓慢的，精子的生成在更年期也不完全消失，而男性更年期

来得较晚，出现的时间很不一致，发病年龄一般在
55～65岁，临床表现轻重不一，轻者甚至无所觉察，
重者影响生活及工作。

*症状

◎精神症状。主要是性情改变，如情绪低落、忧
愁伤感、沉闷欲哭，或精神紧张、神经过敏、喜怒无常，
或胡思乱想、捕风捉影、缺乏信任感等。

◎自主神经功能紊乱。主要是心血管系统症状，
如心悸、心前区不适，或血压波动、头晕耳鸣、烘热
汗出；胃肠道症状，如食欲不振、腹脘胀闷；神经衰
弱症，如失眠、少寐多梦、易惊醒、记忆力减退、健忘、
反应迟钝等。

◎性功能障碍。常见性欲减退、阳痿、早泄、精
液量少等。

◎体态变化。全身肌肉开始松弛，皮下脂肪较以
前丰富，身体变胖，显出"富态"。

*预防

为了使男性平稳度过更年期，要特别注意精神护
理和心理调适，同时还要加强对他们的生活起居的护
理以及饮食的调配。

◎精神护理和心理调配。处于更年期的男性易产
生苦闷、忧虑和自卑的情绪，常常表现为烦躁易怒、
血压不稳。稍遇烦恼就可能发怒，怒则伤肝，肝阳暴涨，

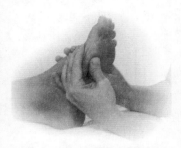

研究发现足底按摩有助于缓解更年期的一些症状。

血压迅速升高，发生眩晕现象。所以要在这些方面有所克制，以保持比较好的心态。为此，可以多学一些保健常识，或者多参加一些自己喜欢的娱乐活动，例如下棋、练习气功、太极拳，看书报、电视，等等。

值得注意的是，对这类患者的护理，其家庭的配合极为重要，家人应针对患者的具体思想情况，多安慰，多解释，帮助患者消除疑虑。

◎饮食调配。更年期男性不宜吃甘肥厚味、难以消化的食物，以避免湿热内生，加重病情。饮食应给予清淡、易消化、助胃气之品，要多食蔬菜水果，保持大便通畅。还可配食淡水鱼、豆浆等高蛋白食物，待脾胃功能恢复后再逐渐增加瘦肉等营养丰富的食物。忌暴饮暴食，要做到饮食有节，使机体营养达到平衡，才能强身健骨，老而不衰。

◎加强锻炼。改善症状首先要加强体育锻炼，增强体质，振奋精神，保持平和乐观的心态，养成良好的生活习惯。

第8节　神经系统常见疾病的防治

» 失　眠

失眠是一种持续相当长时间的睡眠时间和质量不能达到正常睡眠要求的状况。随着社会的发展，生活节奏的加快，失眠症的发生率有上升趋势。据统计，约有 30% 的成人患有失眠。

健康人每天多长的睡眠时间才属于正常呢？这随年龄不同而不同，大多数 10 岁左右儿童睡眠时间为 9 ~ 10 小时；2/3 的成人每晚睡 7 ~ 8 小时；1/5 的成人睡眠时间少于 6 小时；老年人平均每晚睡 6.5 小时。

* 症状

入睡困难、睡眠不深、易惊醒、早醒、多梦，醒后疲乏或缺乏清醒感。白天思睡，严重影响工作效率或社会交往。最新研究证实，失眠竟然可以直接或间接诱发 80 多种疾病。如果每周至少失眠 3 次并持续一个月以上，那说明患上了失眠症。

* 病因

◎ 心理因素。生活、工作中的各种矛盾和困难所造成的焦虑、抑郁、紧张、激动、愤怒或思虑过多均可引起失眠。

◎ 生理因素。精神紧张、饥饿、疲劳、性兴奋以及一些疾病，如关节炎、溃疡病、心绞痛、偏头痛、哮喘、心律失常等都可引起失眠。随着年龄的增长，睡眠效果也可发生

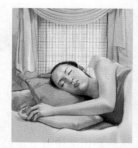

创造一个好的睡眠环境可以促进睡眠，如加厚窗帘，用舒适的枕头。

变化而引起失眠。丘脑病变者可表现为睡眠节律的倒错，即白天睡眠，夜晚清醒不眠。

◎ 药物因素。饮酒、药物滥用、药物依赖等均可引起失眠。常见的药物有兴奋剂、镇静剂、甲状腺素、避孕药、抗心律失常药等。

◎ 不良的环境和习惯。不良的环境或坏习惯对大多数人来说都可影响睡眠。如噪声、光线强弱、热冷都可使人失眠，过饱或饥饿，临睡前剧烈运动及作息无规律都可能影响睡眠。

* 预防

◎ 养成良好的作息习惯，睡前放松思想。

◎睡前不宜饮酒。虽然酒精可能使人很快入睡，但同时也会打乱睡眠节律，影响体力的恢复。睡前不要过饥或过饱。

◎不抽烟。尼古丁妨碍人们平稳地进入睡眠状态和影响睡眠质量，哪怕是在睡前少量吸烟对睡眠也有影响。

◎卧室里光线要柔和，温度不宜过高。

◎坚持每天睡前用热水洗脚。

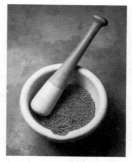

缬草是多年生草本植物，食用缬草根可缩短入睡时间，有助于缓解失眠症。

◎饮食上可多吃些葵花子、大枣、蜂蜜、小米、牛奶等，晚上可进食小米、莲子、红枣、百合粥。

◎下午 3 ~ 4 点后尽量不饮用茶、咖啡、可乐。

» 抑郁症

抑郁症是危害全人类心理健康的常见病，它的患病率为 6.1% ~ 9.5%。抑郁症使许多患者痛苦不堪，其中大约有 15% 的患者因此而自杀。

*病因

◎遗传因素。如果家庭中有抑郁症患者，那么家庭成员患此病的危险性较高。当然，遗传并不是具有唯一决定性的患病因素。

◎生物化学因素。脑内生化物质紊乱是抑郁症发病的重要因素。现在已知抑郁症患者脑内有多种神经递质出现了紊乱。抑郁症患者的睡眠模式与正常人截然不同，另外，特定的药物能导致或加重抑郁症，有些激素也具有改变情绪的作用。

◎环境因素和应激。人际关系紧张、经济困难或生活方式的巨大变化，都会诱发抑郁症。有时，抑郁症的发生还与躯体疾病有关。一些严重的躯体疾病，如脑中风、心脏病发作、激素紊乱等常常可引发抑郁症，并使原来的疾病加重。另外，抑郁症患者中有 1/3 的人有滥用药物的问题。

◎性格因素。遇事悲观、自信心差、对生活事件把握性差、过分担心等，这些性格特点会使心理应激事件的刺激加重，并干扰个人对事件的处理。这些性格特征多是在儿童时期养成的，这个时期的精神创伤会对人造成深远影响。

* 症状

抑郁症最常见的症状是莫名其妙的乏力，休息后仍不能缓解，走路稍多一些即感觉累，腿都抬不起来，在家里连家务都懒得干，甚至电视都懒得看。其次是兴趣减退，什么都不愿意干，什么都懒得干，甚至连过去喜欢的事情现在都懒得干。另外还情绪低落，怎么也高兴不起来，甚至觉得活在世上一点意思都没有，严重的甚至想到结束自己的生命。这些都是抑郁症的核心症状。如果具有这些症状，持续时间超过两周，就可以诊断是抑郁症，就该到医院就诊，接受治疗。

*防治

◎对于轻度的抑郁情绪，自我心理调节是治疗的一个方面，但是如果自我调节效果不好或抑郁症较严重，还是应该遵照医生的指示服药治疗，以免造成严重后果。有一点需要注意的是，抑郁症是一种慢性病，跟许多其他慢性疾病一样，首次发作应该积极配合医生，足量用药，尽可能完全治好，否则如果以后复发，就可能需要终生服药了。

◎对于病情不严重的患者可采用心理治疗，如支持性疗法、认知行为疗法、人际关系心理疗法等。严重的患者可在心理治疗的基础上采用药物治疗。

◎为了预防抑郁症，在平时生活中要设法睡好觉。长期失眠可能会导致抑郁症，如有失眠的困扰，要设法解决；遇到困难时不要生气，不要急。学会减压，保持心理平衡。平时善于处理困扰，遇到压力善于排解；多到户外活动。研究报告指出，适度的户外运动是对抗抑郁症最有效和天然的药物。从事室内工作的人，平时每天要有两小时在

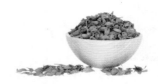

贵叶连翘是一种植物制剂，被用于安神已达几个世纪之久。目前在欧洲，它已经广泛地应用于轻、中度抑郁症的治疗。

室外活动，双休日最好安排两个下午到户外活动；适当做些保护，避免受刺激，受干扰，如对令你伤感的地方不要去，对会惹你生气的人敬而远之，以避免生气；对于不可抗拒的刺激，要提高承受能力；日常生活中要安排一些娱乐活动。总的来说，只要你能够放开胸怀，舒展自我，就可以远离抑郁症。

» 头 痛

生活中，经常有人喊头痛，并为头痛经常发作而苦恼，甚至怀疑自己是不是患了颅内肿瘤。事实上，根据临床经验，头痛越是经常发作，属于器质性疾病的可能性越小。

据统计资料表明，一般性的头痛 80% 左右是紧张性或神经血管性头痛，或偏头痛。它们的发生或加剧都与精神因素有关，即大多是因受到劣性精神刺激，或脑力活动持续时间过长而发作或加剧的。学习的高度紧张、工作和社会竞争中的得与失都是劣性的精神刺激。电脑旁的长时间工作以及长时间伏案疾书用脑都容易造成大脑疲劳，引发头痛。

* 预防

◎讲究心理卫生和生活卫生，让自己心胸开阔，不为生活中的得失所困扰，避开不良的生活习惯和嗜好，不自寻苦恼。

◎工作和学习讲究科学用脑，不过度疲劳，做到劳逸结合，保证每晚 7 ~ 8 个小时的高质量睡眠，尽量使自己的生活有规律。丰富生活内容，学会科学的休息。有人说，脑力劳动强度大的人就容易头痛，这话没有科学根据。事实上经常头痛的人，大多是不会休息的人。那些终日钻研科学或伏案写作的文学家，却很少有人头痛的，诀窍在于他们善于休息，生活内容充实而丰富多彩。

◎预防神经性头痛还应注意改善自己的生活环境，因为不良的环境可扰乱人的情绪，而恶劣的情绪又是引发头痛的重要因素。因此，要把自己的工作间、家中搞得窗明几净，再用鲜花、绿草点缀，保持空气清新。

*治疗

◎温水擦背。人体背部有丰富的脊神经，摩擦背部可以刺激背部神经及皮下组织，促进血液循环，并通过神经系统的传导，增强内分泌系统功能，提高防病抗病能力。用温热的湿毛巾自上而下反复揉擦，以感觉舒服为佳。每天 1 ~ 2 次，每次 3 ~ 5 分钟。

◎用精油按摩背部。用春黄菊、桦木条、薰衣草和其他一些配料制成精油，用它按摩背部会减轻疼痛。

◎水疗。用浴室的喷头冲背部（用热水冲 4 分钟，然后用冷水冲 5 ~ 30 秒），反复冲水 1 个小时，背痛就会大大减轻。

◎果汁疗法。每天喝一杯用温水冲泡的葡萄汁，再吃一些肉类，对于缓解腰背疼痛很有效果。

» 癫 痫

癫痫病俗称"羊角风"，是一种突发性、短暂性大脑功能失调性疾病。癫痫发病率较高，可发生于任何年龄，青少年尤为多见。癫痫发作时，患者往往大叫一声，昏倒在地，四肢抽搐，两眼上视，口吐涎沫，小便失禁，数秒或几分钟消失。也有的患者出现短暂的意识障碍，但不倒地，称为小发作。

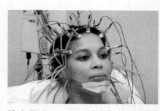

脑电图（EEG）通过电极把脑不同部位的电活动收集起来，有助于医生对异常电活动的诊断。在癫痫病患者中，特殊脑电波提示有异常电活动的发生并能提示其发生的部位。

癫痫在人群中患病率为 0.5% 左右，在中国约有 900 万患者，全世界大概每 20 人中就有 1 人在其一生中的某些时期曾经有过癫痫发作。癫痫的发生不受性别、种族、社会阶层和智力水平的影响，好发于儿童时期或 60 岁以后，而恰当的治疗能成功控制 70% ~ 80% 患者的发作。还有 20% ~ 30% 为难治性癫痫病患者。

* 病因

原发性癫痫。病因不明，常自少年儿童时期开始，可能与遗传或某种代谢障碍有关，有的患者有家族史。继发性癫痫。指由某些脑病或其他疾病引起的癫痫。

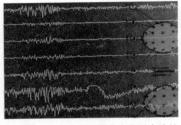

脑电图的轨迹表明了癫痫发作时大脑放电异常。

下面是目前已确定可引起癫痫发作的原因：

◎胚胎期大脑发育异常。

◎产伤窒息、产钳、吸引术、严重感染等。

◎脑血管病，如脑血栓、脑出血、脑血管痉挛、脑血管畸形、脑动脉硬化等。

◎脑外伤，如意外损伤或手术致闭合性、开放性脑外伤。

◎脑部感染，如各种脑炎、脑膜炎、脑脓肿等及其后遗症。

◎中毒，如常为各种药物中毒。

◎代谢障碍，如糖代谢障碍、低血糖、尿毒症、肝性昏迷等。

◎癫痫发作时，迅速让患者仰卧，不要垫枕头，把缠有纱布的压舌板垫在患者上下牙齿间，以防患者自己咬伤舌头。

◎将患者头偏向一侧，使口腔分泌物自行流出，防止口水误入呼吸道，引起吸入性肺炎。同时，还要把患者下颌托起，防止因窝脖使舌头堵塞气管。

◎解开患者身上约束的衣物，例如，领带及绷紧的衣物等。且移开易造成伤害的物体，防止意外发生。

◎请勿强行约束患者抖动的肢体，以免造成伤害如骨折。应刺激或点压人中、合谷、足三里、涌泉等穴位。

◎如有呼吸障碍并连续发作、受伤时应立即送医院处理。

*防治

◎对因遗传性疾病引起的癫痫，要进行产前诊断，发现患某种遗传性疾病，伴发癫痫的胎儿可以人工流产，这样可以减少这类癫痫的发生。

◎癫痫患者在选择婚配对象时，应避免与有癫痫家族史的人结婚，癫痫患者的未婚妻在婚前要做脑电图检查，如脑电图有癫痫波者避免结婚。双方都有癫痫家族史的人也应避免结婚。

◎为了预防出生时脑损伤引起的癫痫，对于高龄初产者，如预计生产过程不顺利，应及早剖腹取胎，这样可以避免因缺氧、窒息、产伤引起婴儿日后患癫痫。

◎对于各种颅内感染引起的癫痫，主要是积极地预防这些感染的发生，一旦发生了颅内感染性疾病，应及早诊断，正确治疗，减轻脑组织损伤程度。在颅内感染的急性期,不少患者常有癫痫发作,这时应及时、足量地使用抗癫痫药物,以减轻脑组织因癫痫发作造成的损害,也可减少日后癫痫发作的机会。

◎高热惊厥患者以后有 15% 左右转变成癫痫,如对有复发可能的高热惊厥,应及早地采取预防措施,可大大减少高热惊厥造成的脑损伤,也就减少了癫痫的发生率。

◎去掉癫痫发作诱因,如饮酒、疲劳、精神压抑、暴饮暴食、感染性疾病、受惊发热、剥夺睡眠、近亲结婚及有害的声刺激和光刺激等。

◎一旦开始服药治疗,必须坚持服用,万万不能间断。

» 阿尔茨海默病

阿尔茨海默病是老年人脑部功能失调的一种表现,是以智力衰退、行为及人格变化为特征的。典型临床症状包括记忆力、抽象思考、定向力障碍,同时伴有社会活动能力减退。

* 病因

现代医学研究显示,在免疫、遗传、病毒物等方面均可与阿尔茨海默病的发病有关,某些阿尔茨海默病,可源于染色体异常。还有研究证明某些罕有的阿尔茨海默病与病毒感染有关。

*预防

临床上常使用能增加乙酰胆碱这种神经递质数量的药物来治疗，从而改善患者的智力、行为能力和控制情绪能力。

有关专家提出预防阿尔茨海默病的10大要诀如下。

◎均衡饮食，避免摄取过多的盐分及动物性脂肪。一天食盐的摄取量应控制在6克以下，少吃动物性脂肪及糖，蛋白质、食物纤维、维生素、矿物质等都要均衡摄取。

◎适度运动，维持腰部及脚的强壮。手的运动也很重要，常做一些复杂精巧的手工会促进脑的活力，做菜、写日记、吹奏乐器、画画等都有预防痴呆的效果。

◎避免过度喝酒、抽烟，生活有规律。喝酒过度会导致肝功能障碍，引起脑功能异常。一天喝酒超过0.3升以上的人比起一般人容易得脑血管性痴呆。抽烟不仅会造成脑血管性痴呆，也是心肌梗死等危险疾病的重要原因。

◎预防动脉硬化、高血压和

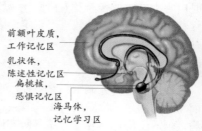

前额叶皮质，
工作记忆区

乳状体，
陈述性记忆区

扁桃核，
恐惧记忆区

海马体，
记忆学习区

阿尔茨海默病可以导致记忆障碍。

肥胖等生活习惯病。早发现，早治疗。

◎小心别跌倒，头部摔伤会导致痴呆。

◎对事物常保持高度的兴趣及好奇心，防止记忆力减退。老年人应该多做些感兴趣的事及参加公益活动、社会活动等来强化脑部神经。

◎要积极用脑，预防脑力衰退。即使在看电视连续剧时，随时说出自己的感想也可以达到活用脑力的目的。读书发表心得、下棋、写日记、写信等都是简单而有助于增强脑力的方法。

◎关心他人，保持良好的人际关系，找到自己的生存价值。

◎保持年轻心态，适当打扮自己。

◎避免过于深沉、消极、唉声叹气，要以乐观的心态生活。

》眩 晕

眩晕是空间定位错觉引起的自身或周围物体的运动幻觉。它是一种主观感觉障碍，通常称为无意识障碍。如果有周围景物或自身旋转感，称为旋转性眩晕或真性眩晕；如果只有头昏，头重脚轻，摇晃浮沉感，而没有旋转感，则称为假性眩晕。正常人体经常处于运动之中，保持有机的平衡需要健全的神经调控。外界的感觉刺激传入小脑和皮质下中枢，会产生不自主的协调反射。感觉刺激还可由皮层下中枢上传至大脑皮质，使人体能有意识地保持平衡。视觉感受系统，肌肉关节的本位感受系统和前庭感受系统是人体平衡调控反射的3个主要传入路径，合称为"平衡三联"。无论是平衡三联的反射路径障碍，还是小脑及皮层下中枢病变，以及大脑皮质的功能紊乱，都可引起人体平衡失调及产生眩晕，而内耳前庭系统病变则是产生眩晕的主要原因。由于平衡三联还通过网状结构与脑干中的内脏运动中枢有联系，因而在眩晕时常伴有恶心、呕吐、面色苍白、心跳过缓和血压降低等一系列内脏神经反应症状。

* 防治

◎注意饮食，多吃蛋类、瘦肉、青菜及水果，少吃肥甘辛辣之类的食物。

◎保证充足的睡眠，有很多眩晕病人往往在自然睡醒后症状减轻或消失。

◎避开拥挤的场所。在内耳受损的情况下你必须借助于视觉来获得空间平衡感，拥挤的人群、耸动的人头只会加重眩晕的症状。

◎乘坐公共汽车时选择靠车窗的前排座位；乘坐火车时选择与火车运行方向同向的座位；乘坐轮船时尽量多待在甲板上。

◎当眩晕发生时不要紧张，试着用力压迫前臂中央的穴位有助于减轻恶心的感觉；此外，嚼食生姜片也是一个比较好的办法。

第9节 内分泌系统常见疾病的防治

» 糖尿病

糖尿病是一种常见的内分泌疾病，是由人体内胰岛素绝对或相对缺乏而引起的。因为胰岛素由人体胰脏中的胰腺分泌，胰岛素能使血中的葡萄糖顺利进入人的各器官组织的细胞中，为它们提供能量，因此正常人血糖浓度虽然随进餐有所波动，但在胰岛素的调节下，这种波动能保持在一定的范围内。而如果缺少胰岛素或是胰岛素不能正常工作时，就会使血中的葡萄糖无法进入细胞提供能量，因此

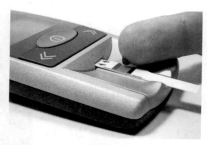

一种便携式血糖测量仪通过对小样本血样的检测测量血糖浓度，通常是指尖采血，点样于覆有特殊化学物质的测试纸上。有些仪器可以检测来源于身体其他部位的血样，但是可能不够准确。

血糖会升高并会引起糖尿病。随着糖尿病得病时间的延长，身体内的代谢紊乱如得不到很好的控制，进一步发展则会引起全身各种严重的急慢性并发症，直接危及人的生命。

糖尿病主要分为两种：一种是 1 型糖尿病，即由于体内胰岛素绝对缺乏而引起的疾病，这种类型的糖尿病在青少年中比较常见；另外一种是 2 型糖尿病，它是由相对胰岛素缺乏以及胰岛素阻抗引起的，这一类型在中老年人群中比较常见，但现在也出现了年轻化的趋势。

* 病因

和很多疾病一样，糖尿病既受制于先天的遗传基因，也与后天环境和个人习惯息息相关。

从先天来看，糖尿病的遗传因素占发病因素的50％，所以有糖尿病家族史的人得糖尿病的概率会比普通人大很多，尤其 2 型糖尿病患者的子女更容易受家族遗传的影响。如果父母都是糖尿病患者，那么他们的子女得糖尿病的概率更是高达 1/4。

大多数人的患病原因都与饮食习惯以及生活习惯有

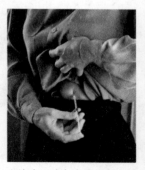

血液内无胰岛素或胰岛素不足的人必须通过注射或安装胰岛素泵来补充胰岛素。

关。大部分的亚洲人拥有的是"节俭型"基因，从某种程度上说，粗茶淡饭的饮食更适合我们的体质，当我们的生活水平节节攀升，而"节俭型"基因却还来不及进化时，糖尿病自然成了一种十分常见的"富贵病"。一般来说，经常摄入高脂肪、高蛋白的食物会比较容易得糖尿病，西式快餐以及一些高油脂的油炸食物等都是诱发糖尿病的"危险食品"。

现在的年轻人大多喜欢在外面吃饭，应酬在外，聚餐也在外，而餐馆里的饭菜大多口味重、偏油腻，经常摄入这类高热量、高脂肪、高蛋白和低纤维素的食物，就很容易引发糖尿病。如果常赴酒局、常饮白酒，就更是危险重重，因为白酒里的乙醇、热量的含量较高，而这也是糖尿病的一大诱因。

＊治疗

糖尿病的治疗手段包括心理治疗、饮食治疗、药物治疗和运动治疗。

◎心理治疗。心理治疗对糖尿病的控制非常重要。乐观稳定的情绪有利于维持病人内在环境的稳定，而焦虑的情绪会引起一些应激激素如肾上腺素、去甲肾上腺素、肾上腺皮质激素及胰高血糖素的分泌，从而抵抗胰岛素，引起血糖升高，使病情加重。正确的精神状态和对疾病的态度应该是在医生的正确指导下，发挥主观能动性，学习防治糖尿病知识，通过尿糖和血糖的监测，摸索出影响病情的有利和不利因素，掌握自己病情的特点，有坚强的信心和毅力，认真治疗而不紧张，坚持不懈地进行合理的饮食、体力活动，劳逸结合，正确使用药物使体重、血糖、尿糖、血脂维持在合理水平。有感染、手术、重大精神负担时，要及时正确处理。必要的话，配合心理治疗，以达到有效控制和防治糖尿病的目的。

◎饮食治疗。饮食中糖、脂肪、蛋白质三大营养素的比例，要合理安排和调整。既要达到治疗疾病的目的，又要满足人体的生理需要。糖尿病病人饮食中碳水化合物应占总热量的 55% ~ 60%，蛋白质摄入量不应超过每日总热量的 15%。

◎运动治疗。运动疗法是依据患者的功能情况和疾病特点，利用体育锻炼来防治疾病、增强机体抵抗力，帮助患者战胜疾病、恢复健康的有效方法。在糖尿病的治疗中，运动疗法是一个重要的组成部分，尤其对于老年患者、肥胖患者更为重要。有些轻型糖尿病患者只要坚持体育锻炼并结合用饮食控制即能康复。游泳、慢跑、散步都是治疗糖尿病的首选运动方式。

◎药物治疗。对于那些病情较重的患者，光靠运动、饮食可能无法控制病情。这时就需要配合药物治疗。应根据医生开具的药方按时服药。

第10节　感受器常见疾病的防治

» 痤　疮

痤疮是一种毛囊皮脂腺单位（PSUs）疾病。在大多数个体中，毛囊皮脂腺单位包含一个皮脂腺及与之相连的滤泡，其中有一根发育好的毛发。当毛囊皮脂腺单位被拉动时，皮脂腺分泌的皮脂如果不能排出，

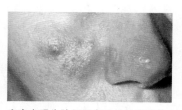

痤疮表现为脸颊和鼻子的持续病变，严重的病例会感染到眼睛。尽管痤疮没有特别的治疗方法，但皮肤科医生能帮助病人控制病情和改善皮肤外观。

则出现丘疹。有些病例可能只是在脸上的一些小丘疹，而严重的病例则在脸部、颈部、胸上部及背部出现大的、成簇的丘疹。痤疮好发于青少年，儿童与成人也有发生。

* 病因

痤疮和红斑痤疮致病机理不一样。痤疮主要由于

性激素的增加引起，尤其是雄激素，它会刺激毛囊滤泡下的皮脂腺分泌皮脂。一般在青春期性激素大量分泌，在女性是每月的月经前。当皮脂腺分泌太多的皮脂，就会堵塞毛孔。堵住的干性皮脂、皮肤细胞和细菌形成丘疹。

丘疹有不同的类型。黑头是干性皮脂和皮肤细胞形成的黑色斑点，多见于鼻子、脸颊和下巴。白头，顶部为白色，形成的原因是由于被堵塞的毛孔有感染且内部充满了脓液。导致痤疮的其他原因还有紧张和皮质类固醇药物治疗。

＊治疗

尽管痤疮和红斑痤疮是两种不同的病变，但治疗方法是一样的。联合治疗通常能产生良好的结果。

◎局部用药。几种洗液和软膏可用来治疗痤疮和红斑痤疮。治疗痤疮的药物多数含有以下一种或几种有效成分：苯酰过氧化氢、间苯二酚、水杨酸、壬二酸或硫黄。这些成分有的是杀菌，有的是减轻炎症。它们可能没有局部用松香油那么有效，但对轻度痤疮是必需的。

壬二酸软膏，一种痤疮制剂，也能缓解红斑痤疮的症状。植物性药物有茶树油，它主要是从生长于澳大利亚的植物茶油树中所得的蒸馏液。茶树油能减少痤疮丘疹的数量。

◎外科治疗。有几种外科治疗方法可用于痤疮和

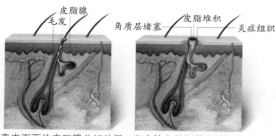

皮脂腺
毛发
角质层堵塞
皮脂堆积
炎症组织

表皮下面的皮脂腺分泌的润滑油称皮脂，它从毛囊分泌出来，可与毛发和死亡的皮肤一起成团。

当皮肤上的细菌在堵住的毛囊内感染并成熟，毛囊产生炎症和肿胀，于是便形成了痤疮。

红斑痤疮。皮肤病医生能排干和切除单个的丘疹。对于浅表的痤疮瘢痕，可以用化学剥落法使用温和的酸烧去皮肤的表层。深部痤疮瘢痕有两个选择，一种是磨皮去瘢痕手术：使用电刷去除死去的皮肤；另一种是激光焕肤法：用激光脉冲去除损伤皮肤层。对于严重的红斑导致的鼻子红色、球状病变，激光手术能去除多余的组织。

◎中药治疗。针灸有助于清除痤疮。被称为复方蛇舌草合剂的草药制剂对该病十分有效。在北京的中国中医研究院进行的一项研究中，86例痤疮患者用复方蛇舌草合剂进行治疗，对照组34例。结果显示复方蛇舌草合剂组的好转率为73%，而对照组的好转率仅为47%。

» 皮 炎

皮疹如果不是由于感染引起的就被称为皮炎或湿疹。皮炎有好几种。一些是慢性疾病，另外一些是急性变态反应或刺激征。典型症状是红、痒和病变部位皮肤增厚。然而，症状差异较大，取决于皮炎种类和染病的个体。

* 预防

有几种方法可以预防和减少皮炎的严重性。母乳喂养可以降低婴儿一生中发病的风险。婴儿至少 4 个月后再喂固体食物也能帮助预防皮炎。两种措施都是为了预防婴儿出现食物过敏。如果你已知道能引起自己过敏的过敏原，则要尽可能避免接触此类物质。

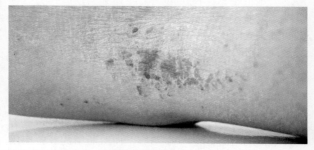

皮炎是以皮肤发红、发痒和病变部位皮肤增厚为特征的炎症。搔抓会加重疾病，尤其在睡眠中意识失控的搔抓会造成严重后果。

◎请遵循下列常规预防措施,避免皮肤受到刺激。

◎远离刺激性植物,如毒藤、毒橡树、毒漆树和荨麻。

◎当接触刺激性化学物质如氨水和做园艺时应保护好双手。

◎不要让皮肤变得太干,因为皮肤太干会导致异位性皮炎。一天多次使用保湿剂并避免长时间的热水淋浴或沐浴。

◎保持室内一定湿度。空气太干或太潮湿均会导致皮炎。

◎穿宽松衣服以避免刺激皮肤。

◎皮肤发痒时,轻轻抓痒以免出现皮炎。必要时,采取冷敷等措施来止痒。

◎通过经常性运动、静思、瑜伽、引导意象或其他任何对自己有效的方法来控制紧张情绪。

*治疗

不同形式的皮炎常通过先前已讨论过的预防措施来控制。此外,爽肤洗剂和局部或口服用药有助于缓解症状和减少皮炎发作。

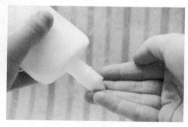

含有水杨酸、视黄酸或者 5– 氟尿嘧啶的乳膏和其他的外用制剂可通过剥落受感染的皮肤来加速病毒感染的愈合。

◎水疗。冷敷

303

能暂时减少炎症和缓解痒症。燕麦浴对大面积的皮肤丘疹十分有效。

◎中医。针灸能减轻异位性皮炎。中草药对治疗异位性皮炎也有疗效。

◎光疗。低剂量的紫外线可用来治疗对其他治疗方法无效的皮炎。患者在诊室接受光疗，1周数次，持续1个月。能使机体对紫外光敏感性增强的药物能加强光疗的疗效。如同接触阳光一样，光疗会导致皮肤癌，因此光疗最好短期应用。

» 青光眼

青光眼以对视神经（连接眼睛和大脑的神经纤维束）损伤为特征。这种损伤通常是由于眼内液体压力增加所致。起初可能没有明显的症状，但是随着病情进展，会引起周边视觉的损伤，视物模糊和在光源周围出现光环以及其他视觉问题。

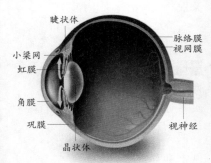

睫状体
脉络膜
视网膜
小梁网
虹膜
角膜
巩膜
视神经
晶状体

眼内的房水在虹膜的房角正常循环，当这些房角被封闭时就会发生青光眼。眼内压增加可以挤压视神经引起失明。

其他一些症状包括眼睛和面部的疼痛、头痛、对光敏感、眼睛流液和红肿。青光眼随着年龄的增长而变得普遍，并且是 60 岁以上人群失明的主要原因。如果处理得当可以有效避免失明。

青光眼可以在进行眼部检查时候诊断。检眼镜可以用于检查视神经。使用裂隙灯来检查眼球前部，它是一种使用强大的显微镜和狭窄光束来探查角膜、晶状体、房水和前房角的眼科工具。

检查眼内压的眼压测量法是关键测试。眼内的正常压力是 10 ～ 22 毫米汞柱。高眼压一般是青光眼的征兆。其他的眼科检查包括检查视力受损的征象，前房角镜检查。

*预防

青光眼没有办法预防。继发性青光眼的风险可以通过保护眼球免收外伤和避免高血压和糖尿病来减少。常规的眼部检查能确保在青光眼严重之前进行早期诊断和治疗。

*治疗

青光眼的治疗目标是减少房水的阻塞和降低眼内压。

◎激光小梁成形术。该激光手术治疗适用于药物治疗疗效不佳的开角型青光眼。激光使得泪道变宽以增加排液。尽管手术通常能成功减少眼内压力，许多人仍然需要服用药物进行治疗。

◎激光周边虹膜切开术。这是治疗闭角型青光眼的紧急手术。激光在虹膜上开一个小洞使得液体更加容易从眼中流出。该手术有时也用作闭角型青光眼高危人群的预防措施。

◎纤维过滤术。该传统手术包括在眼白部分开一个小引流口。当激光手术不能充分降低眼内压或者激光手术的疗效不能持续时使用该手术。

» 鼻窦炎

鼻窦炎是鼻窦腔（在鼻部周围的骨骼的空隙）感染得非常普通的病症，会引起鼻窦腔内衬黏膜的炎症。症状包括脸部触痛、眼后疼痛、鼻塞和鼻呼吸困难、头痛，一些严重病例会出现发热。其他症状包括嗅觉减退，上腭和牙齿疼痛，呼吸不畅以及耳部疼痛。

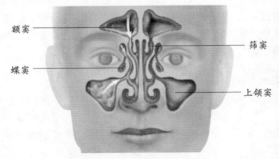

额窦

筛窦

蝶窦

上颌窦

窦是拥有含气的内衬黏膜的骨质空腔，积液通过微小孔洞排入鼻腔。当细菌、病毒、真菌或异物进入窦腔就会引发窦腔感染。

引起鼻窦腔感染的病因包括细菌、病毒和真菌。感染可能是急性的，可持续数天或者1周；或是慢性的，需要经过额外一段时间的治疗。严重的并发症包括感染颅骨、眼睛或者大脑覆膜（脑膜炎）以及脓肿和血凝块形成。

* 预防

有些人特别易患鼻窦炎，一旦他们患病，就易复发，尤其是在感冒之后。但是一些简单的预防方法可以预防该病。

◎自然环境。冬季在卧室放置加湿器，通过保持鼻道湿润避免细菌滋生，有助于预防呼吸道感染。当感染或过敏导致鼻塞时要避免飞行或者潜水，因为气压改变可使液体反流入鼻窦腔。如果不能避免飞行，应提前使用减充血剂并且在着陆前半小时使用喷鼻剂。

◎营养。健康的饮食通过减少感冒的风险来减少患鼻窦炎的风险。特别是食用富含抗氧化剂的食品，比如多种蔬菜和水果有助于避免感染。还有每天至少喝1.4升水。充足的液体能保持黏膜变薄使得液体自由流出。酒精也能引起鼻窦腔黏膜肿胀。

◎身心联系。减轻压力是预防鼻窦炎的一个重要因素。